CORPI IN ARMONIA

LO STRETCHING NEL BALLO

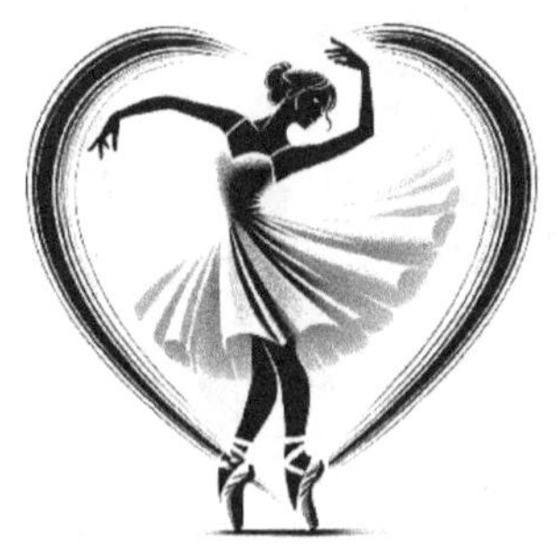

Sandro Micieli

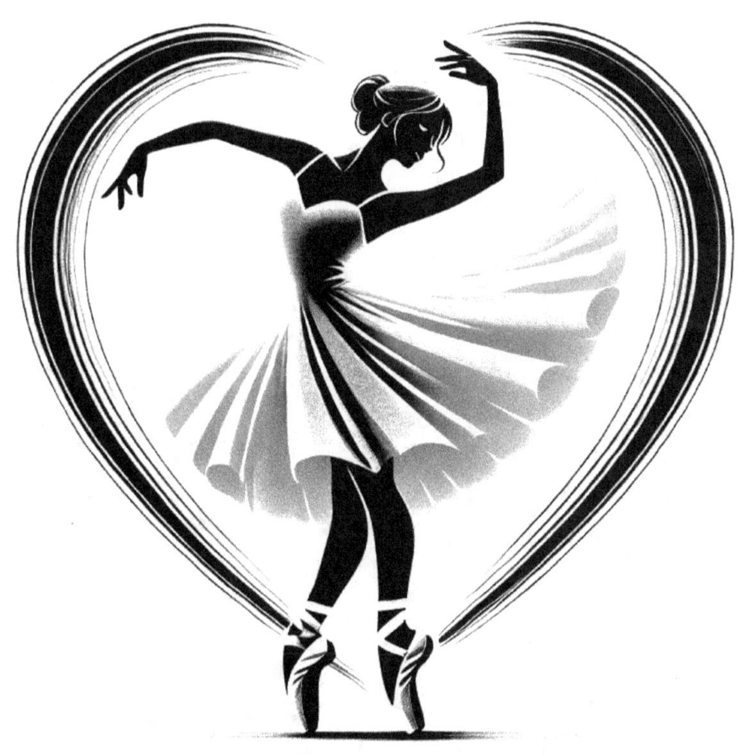

Danza come se nessuno ti stesse guardando,

Allungati come se il tuo corpo fosse infinito.

INDICE

RINGRAZIAMENTI

VORREI ESPRIMERE IL MIO PIÙ PROFONDO E SINCERO RINGRAZIAMENTO A CHI MI SUPPORTA E SOPPORTA, MIA MOGLIE, I MIEI FIGLI E AI TANTI ISTRUTTORI DI FITNESS CHE CON COMPETENZA E DEDIZIONE SONO STATI NEGLI ANNI, FONDAMENTALI NEL MIO PERCORSO DI APPRENDIMENTO DELLE TECNICHE DESCRITTE IN QUESTO LIBRO. OGNI SESSIONE DI ALLENAMENTO È STATA UN'OPPORTUNITÀ PER MIGLIORARE E SUPERARE I MIEI LIMITI E RICERCARE L'ESECUZIONE PERFETTA DEI MOVIMENTI. LA VOSTRA PAZIENZA, I VOSTRI SUGGERIMENTI E IL VOSTRO ENTUSIASMO SONO STATI FONDAMENTALI PER LA CREAZIONE DI QUESTO LIBRO.

CON AFFETTO E GRATITUDINE

SANDRO

Introduzione

Il libro "Corpi in Armonia" è una guida completa che esplora in dettaglio l'arte della danza e l'importanza degli esercizi di stretching, elemento fondamentale nell'allenamento dei ballerini, migliorando significativamente flessibilità, forza e benessere fisico ed emotivo. Oltre a fornire una panoramica approfondita delle tecniche di stretching specifiche per la danza e delle loro implicazioni anatomiche, "Corpi in Armonia" si focalizza anche sui benefici emotivi, aiutando i lettori a scoprire il loro corpo e le sue infinite possibilità. Incoraggia una maggiore consapevolezza delle capacità espressive del corpo, rendendo questo libro una risorsa preziosa per sviluppare una connessione profonda tra mente e corpo.

Indipendentemente dal tuo livello di ballo, che tu sia un principiante o un professionista, questo libro offre esercizi di stretching dettagliati e consigli pratici adatti a tutti. Ogni capitolo è studiato per guidarti passo dopo passo attraverso una varietà di tecniche di stretching, come lo Stretching

Statico, dinamico, balistico e PNF (facilitazione neuromuscolare propriocettiva). Inoltre, fornisce una routine di riscaldamento completa da integrare nel tuo allenamento quotidiano.

"Corpi in Armonia" ti aiuterà a riconoscere i segnali del tuo corpo, a capire quando spingere oltre i tuoi limiti e quando concederti il giusto riposo. La danza è vista come un viaggio continuo di scoperta e crescita personale, e lo stretching ti permetterà non solo di migliorare le tue performance ma anche di connetterti più profondamente con te stesso e la tua arte. Questo libro è una lettura imprescindibile per chiunque voglia approfondire la propria conoscenza della danza e dello stretching. Che tu sia all'inizio del tuo percorso o abbia già esperienza, "Corpi in Armonia" sarà un compagno fidato nel tuo viaggio. Scopri nuove possibilità, supera i tuoi limiti e preparati a danzare con maggiore libertà e sicurezza. Benvenuto in un mondo dove la flessibilità incontra la bellezza del movimento.

Capitolo 1

L'Importanza dello Stretching

~

1.1 - Cos'è lo Stretching ?

Lo stretching, spesso considerato solo un elemento di riscaldamento o defaticamento, è in realtà un'antica e complessa arte, radicata nelle tradizioni di benessere di molte culture. Questa pratica va oltre il semplice allungamento muscolare: unisce corpo e mente, promuove la flessibilità, previene gli infortuni e migliora la performance fisica. L'allungamento dei muscoli e dei tendini porta a un aumento del range di movimento delle articolazioni. Durante lo stretching, i recettori neuromuscolari, come i fusi muscolari e gli organi tendinei del Golgi, inviano segnali al cervello per monitorare la tensione muscolare e prevenire danni. Questo meccanismo di feedback è fondamentale per assicurare che lo stretching sia svolto in modo sicuro ed efficace.

1.2 - BENEFICI

Praticare lo stretching offre numerosi benefici per il corpo, la mente e le emozioni nella vita di tutti i giorni, ed è fondamentale in molte discipline, tra cui la danza. Di seguito, esploreremo le ragioni per cui questa tecnica dovrebbe essere una componente essenziale di ogni sessione di allenamento o performance.

AUMENTO DELLA FLESSIBILITÀ – Lo stretching è essenziale per migliorare la flessibilità del corpo, un aspetto fondamentale per ottenere prestazioni ottimali in molte discipline, tra cui la danza. Allungando i muscoli e le articolazioni, lo stretching permette di eseguire movimenti più ampi e fluidi. Questa maggiore elasticità non solo facilita l'esecuzione di passi complessi e movimenti eleganti, ma aiuta anche a prevenire infortuni, poiché i muscoli più flessibili sono meno soggetti a strappi e tensioni. Inoltre, una routine di stretching regolare contribuisce a mantenere una postura corretta, riducendo il rischio di dolori muscolari e articolari. In breve, lo stretching è fondamentale per qualsiasi ballerino o atleta che voglia migliorare la propria flessibilità e, di conseguenza, le proprie prestazioni complessive.

PREVENZIONE DEGLI INFORTUNI - Lo stretching svolge un ruolo cruciale nella prevenzione degli infortuni, rendendo i muscoli e le articolazioni più flessibili e meno suscettibili a strappi e lesioni. Allungando i muscoli in modo regolare, si migliora la loro elasticità, permettendo loro di gestire meglio gli stress fisici e i movimenti improvvisi. Questo è particolarmente importante per chi pratica attività fisiche intense, come la Danza, dove i movimenti rapidi e ampi possono mettere a dura prova il corpo. Inoltre, lo stretching aiuta a mantenere le articolazioni lubrificate e a migliorare la circolazione sanguigna, favorendo un recupero più rapido dopo l'allenamento. Possiamo affermare quindi che, una routine di stretching regolare è fondamentale per proteggere il corpo dagli infortuni e per mantenere una salute muscolare ottimale.

MIGLIORAMENTO DELLA CIRCOLAZIONE – Lo stretching contribuisce significativamente al miglioramento della circolazione sanguigna, un aspetto cruciale per la salute generale e le prestazioni fisiche. Allungando i muscoli, si favorisce un maggiore flusso di sangue nelle aree coinvolte, il che aiuta a fornire più ossigeno e nutrienti essenziali ai tessuti. Questa maggiore circolazione non solo accelera il recupero muscolare dopo l'esercizio, ma aiuta anche a eliminare le tossine accumulate nei muscoli durante l'attività fisica. Inoltre, una buona circolazione può ridurre il rischio di crampi e rigidità muscolare, migliorando il comfort e la mobilità.

RIDUZIONE DELLO STRESS - Lo stretching è un efficace strumento per la riduzione dello stress, aiutando a rilassare i muscoli tesi e promuovendo una sensazione di calma e benessere. Allungare i muscoli riduce la tensione accumulata nel corpo, che è spesso una risposta fisica allo stress. Questo rilassamento muscolare aiuta a calmare la mente, facilitando una connessione tra corpo e mente che favorisce il rilassamento. Inoltre, lo stretching stimola la produzione di Endorfine, i cosiddetti **"Ormoni del Benessere"**, che migliorano l'umore e alleviano l'ansia. Praticare lo stretching regolarmente può quindi diventare un momento di pausa rigenerativa nella Routine quotidiana, contribuendo a mantenere uno stato di equilibrio e serenità. In breve, lo stretching non solo migliora la flessibilità fisica, ma è anche un potente alleato nella gestione dello stress e nella promozione del benessere mentale.

CONOSCERE IL PROPRIO CORPO E I SUI LIMITI - Lo stretching regolare offre un'opportunità preziosa per conoscere meglio il proprio corpo e i suoi limiti, con la pratica costante si sviluppa una maggiore consapevolezza delle proprie capacità fisiche e delle aree che necessitano di miglioramento. Questa pratica permette di identificare tensioni, rigidità e punti di debolezza, fornendo indicazioni su come adattare l'allenamento per evitare lesioni. Inoltre, ascoltare il proprio corpo durante lo stretching aiuta a riconoscere i segnali di malessere o sovraccarico, promuovendo un approccio più sicuro e personalizzato all'esercizio fisico. In sintesi, lo stretching non solo migliora la flessibilità e la mobilità, ma è anche uno strumento essenziale per sviluppare una consapevolezza profonda del proprio corpo e dei suoi limiti, facilitando una pratica fisica più efficace e sostenibile.

1.3 - TIPI DI STRETCHING

Esistono diversi tipi di stretching, ciascuno con i propri benefici specifici e applicazioni.

STRETCHING STATICO - Lo Stretching Statico consiste nel mantenere una posizione di allungamento per un periodo di tempo prestabilito, generalmente contenuto in un range tra i 15 e i 60 secondi. Questa pratica permette ai muscoli di allungarsi gradualmente, migliorando l'elasticità e la flessibilità nel tempo. È fondamentale rilassarsi e respirare profondamente durante lo Stretching Statico per consentire ai muscoli di distendersi completamente. Questo tipo di stretching è particolarmente efficace nel ridurre la tensione muscolare e prevenire lesioni, poiché consente di allungare i muscoli senza movimenti bruschi o improvvisi. Inoltre, mantenere queste posizioni favorisce una migliore circolazione sanguigna e può avere un effetto calmante sul sistema nervoso, contribuendo a una sensazione generale di rilassamento e benessere. In sintesi, lo Stretching Statico è un metodo semplice ma potente per migliorare la flessibilità, ridurre lo stress muscolare e promuovere una maggiore consapevolezza del proprio corpo.

STRETCHING DINAMICO - Lo Stretching Dinamico consiste in movimenti controllati e fluidi che portano i muscoli e le articolazioni attraverso il loro intero range di movimento. A differenza dello Stretching Statico, che mantiene una posizione per un periodo di tempo, lo Stretching Dinamico utilizza movimenti attivi come oscillazioni delle gambe e rotazioni delle braccia per preparare il corpo all'attività fisica. Questa tecnica è particolarmente utile come parte del riscaldamento pre-allenamento, poiché aumenta la temperatura corporea, migliora la circolazione sanguigna e attiva i muscoli, rendendoli pronti per l'esercizio. Inoltre, lo Stretching Dinamico aiuta a migliorare la coordinazione neuromuscolare, riducendo il rischio di infortuni durante l'attività fisica. In sintesi, lo Stretching Dinamico è un metodo efficace per preparare il corpo all'allenamento, migliorare la flessibilità e promuovere una maggiore mobilità articolare.

STRETCHING PNF - Lo stretching PNF (Facilitazione Neuromuscolare Propriocettiva) è una tecnica avanzata che combina movimenti passivi e attivi per migliorare la flessibilità e la forza muscolare. Questo metodo prevede una sequenza di contrazioni isometriche e rilassamenti, seguiti da un allungamento passivo. In pratica, si contrae il muscolo allungato contro una resistenza, spesso fornita da un partner, per circa 5-10 secondi, poi si rilassa e si esegue un ulteriore allungamento per 10-30 secondi. Questa alternanza di contrazione e rilassamento sfrutta il riflesso miotatico inverso, permettendo ai muscoli di allungarsi più efficacemente e in modo sicuro. Il PNF è particolarmente efficace per aumentare la flessibilità, ampliare il range di movimento delle articolazioni e migliorare la forza muscolare. In sintesi, lo stretching PNF è una tecnica potente per chi vuole ottimizzare la propria flessibilità e prestazioni muscolari attraverso un metodo strutturato e metodico.

STRETCHING BALISTICO - Lo stretching balistico è una tecnica di allungamento che utilizza movimenti rapidi e ritmici per portare i muscoli al massimo della loro estensione. A differenza dello Stretching Statico, che si basa sul mantenere una posizione per un periodo prolungato, lo stretching balistico coinvolge movimenti di rimbalzo e slancio delle parti del corpo per spingere i muscoli oltre il loro normale range di movimento. Questo metodo può essere efficace per migliorare la flessibilità dinamica e la capacità di eseguire movimenti esplosivi. Tuttavia, a causa della natura intensa e potenzialmente rischiosa dei movimenti, lo stretching balistico comporta un rischio maggiore di infortuni se non eseguito correttamente. È quindi fondamentale riscaldarsi adeguatamente e avere una solida base di flessibilità e forza muscolare prima di integrare questo tipo di stretching nella routine di allenamento. In sintesi, lo stretching balistico può essere un utile strumento per atleti avanzati che desiderano migliorare la loro flessibilità dinamica, ma deve essere eseguito con cautela per evitare lesioni.

1.4 - PAUSA STRETCH

La vita lavorativa moderna spesso comporta passare molte ore seduti davanti a uno schermo, svolgendo compiti che richiedono concentrazione e immobilità. Questa mancanza di movimento può portare a vari problemi fisici e mentali, come tensioni muscolari, rigidità articolare, affaticamento visivo e stress mentale. Integrare lo stretching nella routine quotidiana è un modo semplice ed efficace per affrontare questi problemi. Cerca di essere costante, anche pochi minuti di stretching al giorno possono avere un impatto significativo nel lungo termine.

Al Mattino inizia la giornata con una breve sessione di stretching che ti aiuterà a risvegliare il corpo e la mente, preparandolo per le attività quotidiane.

Durante il Lavoro sfrutta le pause lavorative e falle diventare **Pause Attive**, al fine di migliorare la postura e ridurre la tensione muscolare, soprattutto per chi lavora seduto per lunghi periodi. Coinvolgi i colleghi organizzando sessioni di stretching di gruppo, che saranno non solo divertenti, ma anche utili per migliorare lo spirito di squadra.

<u>Yoga in Ufficio</u> - Se lo spazio e le circostanze lo consentono, prova alcune semplici posizioni di yoga come il cane a testa in giù, la posizione del guerriero o il piegamento in avanti.

Una sessione di stretching **Prima di Dormire** può aiutare a rilassare i muscoli e a preparare il corpo per un sonno distensivo.

1. **COLLO** - Siediti dritto e inclina la testa lentamente da un lato, cercando di avvicinare l'orecchio alla spalla. Mantieni questa posizione per 15-30 secondi, poi ripeti dall'altro lato. Successivamente, inclina la testa in avanti portando il mento verso il petto e mantieni per 15-30 secondi.

2. **SPALLE** - Solleva le spalle avvicinandole alle orecchie e tieni questa posizione per 5 secondi, poi rilassale. Ripeti questo

movimento per 10 volte. Per un altro esercizio, porta il braccio destro di fronte al petto e usa l'altro braccio per tirarlo leggermente. Mantieni per 15-30 secondi e ripeti con l'altro braccio.

3. **BRACCIA E POLSI** - Allunga un braccio davanti a te con il palmo rivolto verso l'alto. Con l'altra mano, tira delicatamente le dita verso di te finché non senti un allungamento nell'avambraccio. Mantieni per 15-30 secondi e ripeti con l'altro braccio. Fai ruotare i polsi, 10 volte in un senso e 10 volte nell'altro.

4. **POLPACCIO** - Stai di fronte a una parete e appoggia le mani contro di essa. Porta una gamba indietro mantenendo il tallone a terra e piega l'altra gamba in avanti finché non senti un allungamento nel polpaccio della gamba posteriore. Mantieni per 15-30 secondi e ripeti con l'altra gamba.

5. **QUADRICIPITI** - Stai in piedi su una gamba e afferra il piede dell'altra gamba dietro di te. Tira il piede verso i glutei finché non senti un allungamento nella parte anteriore della coscia. Mantieni per 15-30 secondi e ripeti con l'altra gamba.

6. **SCHIENA** - Con le gambe leggermente divaricate, piegati in avanti dai fianchi e lascia cadere le braccia verso il pavimento. Mantieni per 15-30 secondi, sentendo l'allungamento nella parte bassa della schiena e nella parte posteriore delle gambe.

1.5 – EVITA QUESTI 10 ERRORI

Come abbiamo visto, lo stretching è una pratica essenziale per migliorare il benessere generale, tuttavia, se fatto in modo errato, può annullare questi benefici o addirittura causare danni gravi. In questo capitolo, esamineremo gli errori più comuni nello stretching e forniremo consigli su come evitarli, assicurando così una routine di stretching sicura ed efficace.

1. **NON RISCALDARSI ADEGUATAMENTE** - Non riscaldarsi adeguatamente prima dello stretching pre-allenamento è un errore che può aumentare il rischio di infortuni e ridurre l'efficacia dell'allenamento stesso. Il riscaldamento prepara i muscoli e le articolazioni per l'attività fisica, aumentando la circolazione sanguigna e migliorando la flessibilità. Saltare questa fase cruciale può lasciare i muscoli freddi e rigidi, rendendoli più suscettibili a strappi e altre lesioni. Inoltre, un riscaldamento insufficiente può compromettere la performance, poiché i muscoli non sono pronti a eseguire movimenti intensi. Un buon riscaldamento dovrebbe

includere attività leggere e dinamiche, come jogging o salti leggeri, per aumentare gradualmente la temperatura corporea e preparare il corpo per lo stretching e l'allenamento successivo.

2. **STRETCHING STATICO PRE-WORKOUT** - Fare Stretching Statico prima dell'allenamento è un errore che può compromettere le prestazioni e aumentare il rischio di infortuni. Questo tipo di stretching, che prevede il mantenimento di posizioni per un lungo periodo, può causare un temporaneo indebolimento dei muscoli e ridurre la loro capacità di generare forza esplosiva. Inoltre, lo Stretching Statico non prepara adeguatamente i muscoli e le articolazioni ai movimenti dinamici richiesti durante l'allenamento. Al contrario, lo Stretching Dinamico, che include movimenti controllati e attivi, è più efficace nel riscaldare i muscoli,

migliorare la circolazione sanguigna e aumentare la mobilità. Per un riscaldamento ottimale, è meglio evitare lo Stretching Statico pre-allenamento e optare per esercizi dinamici che preparino il corpo all'attività fisica.

3. **TRATTENERE IL RESPIRO** - Trattenere il respiro durante lo stretching è un errore comune che può limitare l'efficacia della pratica e aumentare il rischio di lesioni. Il respiro regolare e profondo aiuta a rilassare i muscoli e a fornire ossigeno ai tessuti, facilitando un allungamento più sicuro e profondo. Quando si trattiene il respiro, i muscoli tendono a irrigidirsi, riducendo la capacità di allungarsi correttamente e aumentando la tensione. Inoltre, una respirazione inadeguata può causare affaticamento precoce e ridurre la concentrazione. Per ottenere i massimi benefici dallo stretching, è essenziale

mantenere una respirazione fluida e costante, coordinando l'inspirazione e l'espirazione con i movimenti per migliorare il rilassamento e l'allungamento muscolare.

4. **FORZARE L'ALLUNGAMENTO** - Forzare l'allungamento durante lo stretching è un errore che può avere conseguenze negative per il corpo. Spingere i muscoli oltre i loro limiti naturali provoca dolore e aumenta il rischio di strappi muscolari, tendiniti e altre lesioni. Lo stretching dovrebbe essere una pratica delicata e progressiva, permettendo ai muscoli di allungarsi gradualmente senza eccessiva tensione. Quando si forza un allungamento, si ignora la capacità del corpo di adattarsi in modo sicuro, compromettendo la salute muscolare e la flessibilità a lungo termine. Per evitare questi problemi, è importante ascoltare il proprio corpo e mantenere un approccio controllato e

rispettoso durante lo stretching, promuovendo così un miglioramento sicuro e sostenibile della flessibilità.

5. **NON RISPETTARE I TEMPI** - Non rispettare i tempi indicati e non mantenere le posizioni a lungo durante lo stretching, sono errori che possono limitare significativamente i benefici di questa pratica. Allungamenti troppo brevi non permettono ai muscoli di adattarsi e rilassarsi completamente, riducendo l'efficacia dello stretching nel migliorare la flessibilità e prevenire gli infortuni. Per ottenere i massimi benefici, è essenziale mantenere ogni posizione di stretching per almeno 20-30 secondi, permettendo ai muscoli di allungarsi gradualmente e in modo sicuro. Trascurare questo aspetto può portare a risultati superficiali e aumentare il rischio di tensioni muscolari. Pertanto, dedicare il tempo necessario e mantenere le posizioni adeguate è

fondamentale per un'efficace pratica di stretching. Fare stretching in fretta non è utile.

6. **IGNORARE IL DOLORE** - Ignorare il dolore durante lo stretching è un errore comune che può portare a gravi conseguenze. Quando si avverte dolore e si continua a forzare l'allungamento, si rischia di danneggiare i muscoli, i tendini e le articolazioni. Il dolore è un segnale del corpo che indica che qualcosa non va e che si sta superando il limite sicuro. Ignorare questi segnali può portare a strappi muscolari, tendiniti o altre lesioni che potrebbero richiedere un lungo periodo di recupero. È fondamentale ascoltare il proprio corpo e distinguere tra il normale disagio di un allungamento e il dolore che segnala un potenziale infortunio. Adottare un approccio più gentile e rispettoso durante lo stretching aiuta a migliorare la flessibilità in modo sicuro e sostenibile. **Se senti dolore, fermati**

immediatamente e riduci l'intensità dell'allungamento.

7. **STRETCHING NON BILANCIATO** - Lo stretching non bilanciato porta a squilibri muscolari e fa aumentare il rischio di infortuni. Quando si esegue lo stretching in modo irregolare o si concentrano gli allungamenti solo su alcuni gruppi muscolari, si possono creare disparità nella flessibilità e nella forza muscolare. Questo può causare una maggiore tensione su determinate articolazioni e muscoli, aumentando la probabilità di strappi o lesioni. Per garantire un corpo equilibrato e ridurre il rischio di infortuni, è essenziale mantenere una pratica di stretching costante e bilanciata.

8. **MANCANZA DI COSTANZA** - La mancanza di costanza nello stretching può avere conseguenze significative sulla flessibilità e la prevenzione degli infortuni. Quando lo

stretching non viene eseguito regolarmente, i muscoli tendono a diventare più rigidi e meno elastici, aumentando il rischio di lesioni durante l'attività fisica. Inoltre, la pratica sporadica dello stretching non consente di ottenere i benefici a lungo termine, come una maggiore ampiezza di movimento e una migliore circolazione sanguigna. Per i ballerini e gli atleti, la mancanza di routine nello stretching può compromettere le prestazioni e rallentare il recupero dopo l'allenamento. In sintesi, la costanza è fondamentale per mantenere i muscoli sani e pronti a sopportare le sollecitazioni dell'attività fisica.

9. **NON ADATTARE LO STRETCHING** - Ogni corpo è unico e ciò che funziona per uno potrebbe non funzionare per un altro. Adattare gli esercizi di stretching alle proprie esigenze è fondamentale. Ascolta il tuo corpo e

modifica gli esercizi di stretching in base alle tue sensazioni e necessità. Se hai dubbi o se vuoi migliorare significativamente consulta un fisioterapista o un istruttore di fitness per ottenere consigli personalizzati.

10. **DIMENTICARE DI IDRATARSI** - L'idratazione è cruciale per mantenere i muscoli elastici e prevenire crampi durante lo stretching. Bevi acqua regolarmente durante la giornata, specialmente prima e dopo gli esercizi e assicurati sempre di essere ben idratato.

CAPITOLO 2

STRETCHING STATICO

~

2.1   - LO STRETCHING STATICO

Lo Stretching Statico è una tecnica che prevede di allungare un muscolo fino a sentire una leggera tensione e mantenere questa posizione per un periodo di tempo, generalmente tra i 15 e i 60 secondi. A differenza dello Stretching Dinamico, che coinvolge movimenti controllati e ripetitivi, lo Stretching Statico è cruciale per migliorare la flessibilità, ridurre la tensione muscolare e prevenire gli infortuni. Inoltre, a differenza dello stretching balistico, che utilizza movimenti rapidi e rimbalzanti, lo Stretching Statico è lento e controllato, riducendo così il rischio di lesioni.

2.2 - BENEFICI

Questo tipo di stretching aiuta a rilassare il muscolo, aumentare la sua lunghezza e a migliorare la flessibilità generale.

MIGLIORA LA FLESSIBILITÀ - Lo Stretching Statico è uno dei metodi più efficaci per aumentare la flessibilità muscolare. Mantenendo una posizione di allungamento, i muscoli si rilassano e si allungano gradualmente, migliorando la gamma di movimento.

RIDUCE LA TENSIONE MUSCOLARE - Lo Stretching Statico aiuta a ridurre la tensione e la rigidità muscolare, correggendo al contempo i problemi di postura scorretti. Questo è particolarmente importante per i ballerini, che spesso sperimentano tensioni muscolari a causa delle ripetute performance fisiche.

PREVIENE GLI INFORTUNI - Allungare i muscoli regolarmente può contribuire a prevenire infortuni, infatti muscoli flessibili e rilassati sono meno suscettibili a strappi e stiramenti.

MIGLIORA LA CIRCOLAZIONE - Il mantenimento di posizioni di allungamento favorisce la circolazione del sangue nei muscoli, aiutando a eliminare le tossine e fornendo nutrienti essenziali per il recupero e la crescita muscolare.

RECUPERO MUSCOLARE - Lo Stretching Statico può essere particolarmente utile dopo un allenamento o una performance per aiutare i muscoli a recuperare e a ridurre l'accumulo di acido lattico e ad alleviare la sensazione di indolenzimento.

2.3 - TECNICHE E VARIANTI

Lo Stretching Statico offre diverse varianti tecniche che possono essere adattate alle tue esigenze e ai tuoi obiettivi di allenamento.

STRETCHING STATICO PASSIVO - Nello Stretching Passivo il muscolo viene allungato con l'aiuto di un partner, di un attrezzo o della gravità. Questa tecnica è ideale per ottenere un allungamento profondo e rilassato.

STRETCHING STATICO ATTIVO - Nello stretching attivo, si contraggono i muscoli opposti a quelli che si stanno allungando per mantenere la posizione.

Questo tipo di stretching richiede più forza e controllo.

STRETCHING STATICO-ISOMETRICO - Lo stretching statico isometrico consiste nell'allungare un muscolo fino a sentire una tensione e mantenere questa posizione mentre si contrae il muscolo senza modificarne la lunghezza. Questa combinazione di allungamento e contrazione può aumentare la lunghezza dei muscoli e migliorare la gamma di movimento delle articolazioni. Le contrazioni isometriche rafforzano i muscoli allungati, migliorando la stabilità delle articolazioni e la forza complessiva. Inoltre, le contrazioni seguite dal rilassamento possono ridurre la tensione muscolare e favorire il rilassamento generale.

2.4   - ESECUZIONE CORRETTA

Eseguire correttamente lo Stretching Statico è fondamentale per massimizzare i benefici e prevenire infortuni.

RISCALDAMENTO - Prima di eseguire lo Stretching Statico, è fondamentale riscaldarsi adeguatamente. Un riscaldamento di 5-10 minuti con esercizi di cardio leggeri prepara i muscoli all'allungamento.

PROGREDIRE GRADUALMENTE - Non forzare mai un allungamento ma progredire lentamente e mantenere la posizione di allungamento senza rimbalzare o fare movimenti bruschi.

RESPIRAZIONE - Respirare profondamente e in modo regolare durante lo stretching, aiuta a rilassare i muscoli e a migliorare l'efficacia dell'allungamento.

ASCOLTARE IL PROPRIO CORPO – È importante prestare attenzione ai segnali del corpo. Lo stretching dovrebbe causare una **leggera** sensazione di tensione, ma **non dolore**.

2.5 - ROUTINE DI ESEMPIO

Di seguito vedremo due esempi di Routine di Stretching, il primo per per la parte inferiore del corpo. Perfetta per risvegliare i muscoli delle gambe, delle anche e dei glutei. La seconda Routine mira alla parte posteriore del corpo, e si concentra su spalle, schiena e core.

ROUTINE PER LA PARTE INFERIORE DEL CORPO

a. **QUADRICIPITE** – In piedi, piegare una gamba all'indietro e afferrare la caviglia, tirandola delicatamente verso i glutei. Tenere la posizione per 30 secondi e ripetere per due volte per gamba.

b. **MUSCOLI POSTERIORI DELLA COSCIA** - Seduti a terra con una gamba tesa e l'altra piegata, raggiungere la punta del piede della gamba tesa. Tenere la posizione per 30 secondi e ripetere per due volte per gamba.

c. **POLPACCIO** - Appoggiare le mani su un muro e spingere una gamba indietro, mantenendo il tallone a terra. Tenere la posizione per 30 secondi e ripetere per due volte per gamba.

d. **INGUINE** - Siediti sul pavimento con le gambe divaricate il più possibile, inclina il busto in avanti cercando di toccare il pavimento con il petto. Mantieni la posizione per 30-60 secondi.

ROUTINE PER LA PARTE SUPERIORE DEL CORPO

a. **TRICIPITE** - Posizionati di fianco a un muro, alza il braccio destro piegando il gomito per portare la mano dietro il collo, appoggia il gomito contro il muro e spingi delicatamente il busto verso il muro. Mantieni per 15-30 secondi e ripeti con l'altro braccio.

b. **DELTOIDE POSTERIORE** - Porta il braccio destro attraverso il petto, usa la mano sinistra per tirarlo delicatamente verso il corpo, mantenendo il braccio diritto. Mantieni per 15-30 secondi e ripeti con l'altro braccio.

c. **PETTO** - Siediti su una sedia con la schiena dritta, intreccia le dita dietro la schiena e solleva le braccia verso l'alto, spingendo il petto in avanti. Mantieni per 15-30 secondi, sentendo l'allungamento nei muscoli pettorali.

d. **COLLO** - Inclina lentamente la testa verso la spalla destra, avvicinando l'orecchio alla spalla, usa la mano destra per applicare una leggera pressione sulla testa, aumentando l'allungamento. Mantieni per 15-30 secondi, poi ripeti sul lato sinistro.

Capitolo 3

Stretching Dinamico

~

3.1   - Lo Stretching Dinamico

Lo Stretching Dinamico è una forma di allungamento che coinvolge il movimento controllato attraverso un'ampia gamma di movimenti articolari. A differenza dello Stretching Statico, che coinvolge il mantenimento di una posizione allungata per un periodo di tempo, lo Stretching Dinamico coinvolge **Movimenti Attivi** che allungano i muscoli completamente, riscaldandoli e preparando il corpo per l'attività fisica.

I principi fondamentali dello Stretching Dinamico includono:

- **MOVIMENTO CONTINUO** - Lo Stretching Dinamico coinvolge movimenti fluidi e continui attraverso una gamma di movimenti articolari.

- **CONTROLLO DEL MOVIMENTO** - È essenziale eseguire i movimenti con controllo e precisione per evitare lesioni.

- **PROGRESSIONE GRADUALE** - È consigliabile iniziare con movimenti leggeri e aumentare gradualmente l'intensità e l'ampiezza dei movimenti durante la sessione di stretching.

3.2   - BENEFICI

Lo Stretching Dinamico offre numerosi benefici che lo rendono un componente prezioso della preparazione fisica per atleti e ballerini:

- **MIGLIORAMENTO DELLA MOBILITÀ ARTICOLARE** - Lo Stretching Dinamico aumenta la capacità di movimento delle articolazioni, consentendo l'esecuzione di movimenti più ampi e fluidi.

- **RISCALDAMENTO EFFICACE** - Poiché coinvolge il movimento attivo, lo Stretching Dinamico aumenta il flusso sanguigno e la temperatura corporea, preparando i muscoli e le articolazioni per l'attività fisica.

- **PREVENZIONE DEGLI INFORTUNI** - L'esecuzione di movimenti controllati riduce il rischio di infortune, migliorando la mobilità e la stabilità delle articolazioni.

- **MIGLIORAMENTO DELLE PRESTAZIONI** - Integrare lo Stretching Dinamico nella routine di riscaldamento può migliorare le prestazioni durante l'allenamento o le esibizioni, consentendo ai ballerini di eseguire movimenti con maggiore facilità e precisione.

3.3 – ESECUZIONE CORRETTA

Lo Stretching Dinamico può essere personalizzato per adattarlo alle esigenze specifiche dell'Atleta, tuttavia, la sua corretta esecuzione è un requisito essenziale:

- **MOVIMENTI ARTICOLARI** - Cominciare con movimenti leggeri e controllati delle articolazioni, come rotazioni delle spalle, oscillazioni delle braccia e circonduzioni del collo.

- **ALLUNGAMENTO ATTIVO** - Utilizzare movimenti attivi per allungare i muscoli, come l'oscillazione delle gambe, le spinte delle anche e le rotazioni del tronco.

- **PROGRESSIONE GRADUALE** - Aumentare gradualmente l'intensità e l'ampiezza dei movimenti durante la sessione di stretching, concentrandosi sui gruppi muscolari specifici utilizzati durante l'attività fisica pianificata.

3.4 – APPLICAZIONI PRATICHE

Lo Stretching Dinamico può essere integrato in diverse fasi della preparazione fisica degli sportivi.

- **PRIMA DELL'ALLENAMENTO** – Utilizzato come parte del Riscaldamento per preparare il corpo per l'attività fisica. Questo può aiutare a ridurre il rischio di lesioni e migliorare le prestazioni durante l'allenamento o le esibizioni.

- **DURANTE IL RECUPERO** - Dopo un allenamento intenso o una performance, degli esercizi leggeri, possono aiutare a ridurre la rigidità muscolare e a favorire il recupero muscolare.

- **COME ROUTINE DI ALLENAMENTO** - Integrare lo Stretching Dinamico nella routine di allenamento regolare produce diversi effetti benefici: previene la rigidità muscolare e migliora la capacità di movimento delle articolazioni; Riduce il rischio di infortuni migliorando la mobilità e la stabilità. Promuove il flusso sanguigno ai muscoli e alle articolazioni, migliorando l'ossigenazione e la nutrizione dei tessuti. Aiuta a correggere gli squilibri muscolari e a mantenere una buona postura.

3.5 - ROUTINE DI ESEMPIO

Ecco una guida semplice per una routine di stretching dinamico che ti aiuterà a riscaldare i muscoli e a preparare il corpo per l'attività fisica. Seguendo questi movimenti controllati, migliorerai la tua flessibilità e ridurrai il rischio di infortuni.

a. **CALCI FRONTALI** - Stai in piedi con i piedi alla larghezza delle spalle, solleva una gamba di fronte a te e poi abbassala indietro, alternando le gambe in un movimento oscillante per 15-20 ripetizioni.

b. **AFFONDI CON ROTAZIONE DEL TRONCO** - Fai un passo avanti con il piede destro in affondo, ruota il tronco verso destra, mantenendo stabile il bacino. Ritorna alla posizione iniziale e ripeti con l'altro lato per 10-15 ripetizioni.

c. **OSCILLAZIONI DELLE BRACCIA** - Stai in piedi con i piedi alla larghezza delle spalle e le braccia tese lateralmente. Fai cerchi piccoli con le braccia in avanti per 10-15 secondi, poi indietro per 10-15 secondi. Ripeti con cerchi più grandi.

d. **GINOCCHIA AL PETTO** - Stai in piedi con i piedi alla larghezza delle spalle, solleva alternativamente le ginocchia verso il petto in un movimento di corsa per 30-60 secondi.

e. **CALCI AI GLUTEI** - Stai in piedi con i piedi alla larghezza delle spalle, solleva alternativamente i talloni verso i glutei in un movimento di corsa per 30-60 secondi.

f. **ROTAZIONI DEL TRONCO** - Stai in piedi con i piedi alla larghezza delle spalle e le mani sui fianchi, ruota il tronco a destra e poi a sinistra, mantenendo stabile il bacino per 15-20 ripetizioni.

CAPITOLO 4

STRETCHING PNF

~

4.1   - LO STRETCHING PNF

Lo Stretching PNF (*Proprioceptive Neuromuscular Facilitation*), è una tecnica avanzata di Stretching che sfrutta la risposta naturale del corpo agli stimoli neurali per aumentare la flessibilità muscolare.

Lo stretching PNF si basa su due principi fondamentali:

I. **RIFLESSO DI STRETCHING INIBITORIO (ISRT)** - Quando un muscolo viene sottoposto ad un allungamento prolungato, i recettori del muscolo inviano segnali al midollo spinale che inducono il muscolo a rilassarsi. Questo riflesso di stretching inibisce il tono muscolare e consente un maggiore allungamento del muscolo.

II. **RIFLESSO DI CONTRAZIONE INIBITORIO (IRC)** - Dopo il rilassamento del muscolo, una contrazione muscolare volontaria o resistenza esterna applicata durante lo stretching attiva il riflesso di contrazione inibitorio. Questo riflesso provoca un ulteriore rilassamento del muscolo, permettendo un allungamento più profondo.

4.2 - BENEFICI

Lo stretching PNF offre molti benefici, infatti sfruttando la combinazione di allungamento e contrazione si hanno i seguenti vantaggi:

- **AUMENTO DELLA FLESSIBILITÀ** – Questa tecnica di stretching è nota nel mondo professionistico, poiché produce aumenti significativi di flessibilità muscolare, consentendo di eseguire movimenti più ampi e fluidi.

- **MIGLIORAMENTO DELLA PERFORMANCE** - Aumentare la flessibilità muscolare per migliorare le prestazioni durante l'allenamento o le esibizioni, consentendo di eseguire movimenti più complessi e dinamici.

- **PREVENZIONE DEGLI INFORTUNI** - Aumentare la flessibilità muscolare può ridurre il rischio di lesioni muscolari e articolari durante l'attività fisica, migliorando la capacità del corpo di adattarsi a movimenti improvvisi o estremi.

- **RIDUZIONE DELLA RIGIDITÀ MUSCOLARE** - Lo stretching PNF contribuisce a ridurre la rigidità muscolare dopo un allenamento intenso o una performance, favorendo il recupero fisico e il benessere generale.

4.3 - TECNICHE E VARIANTI

Esistono diverse tecniche di Stretching PNF, in questo paragrafo elencheremo le più utilizzate:

- **CONTRAZIONE-RILASSAMENTO (CR)** - Il muscolo viene portato in una posizione di allungamento e poi viene eseguita una contrazione isometrica contro una resistenza esterna per 5-10 secondi. Successivamente, il muscolo viene rilassato e allungato ulteriormente nella stessa posizione.

- **CONTRAZIONE-ANTAGONISTA-RILASCIO (CAR)** - Dopo aver contratto il muscolo bersaglio, si contrae l'antagonista opposto per 5-10 secondi. Questo aumenta il rilassamento del muscolo e consente un allungamento più profondo.

- **CONTRAZIONE-ANTAGONISTA-CONTRAZIONE (CAC)** - Dopo aver contratto il muscolo bersaglio, si contrae l'antagonista per 5-10 secondi, seguito da una seconda contrazione del muscolo bersaglio. Questo approccio è particolarmente efficace nel migliorare la flessibilità attraverso l'inibizione reciproca.

4.4 - APPLICAZIONI PRATICHE

Lo stretching PNF può essere integrato in diverse fasi della preparazione fisica per ballerini e atleti:

- **PRIMA DELL'ALLENAMENTO** - Utilizzare lo stretching PNF come parte del riscaldamento per preparare il corpo per l'attività fisica. Questo può aiutare a ridurre il rischio di lesioni e migliorare le prestazioni durante l'allenamento o le esibizioni.

- **DURANTE IL RECUPERO** - Dopo un allenamento intenso o una performance, lo stretching PNF può aiutare a ridurre la rigidità muscolare e favorire il recupero muscolare, permettendo al corpo di recuperare più velocemente.

4.5 - ROUTINE DI ESEMPIO

a. **MUSCOLI POSTERIORI DELLA COSCIA** - Sdraiati sulla schiena con una gamba sollevata, usa una fascia elastica o un partner per sollevare la gamba fino a sentire tensione, poi spingi contro la resistenza per 5-10 secondi. Rilassa per 2-3 secondi e allunga ulteriormente per 15-30 secondi. Ripeti 2-3 cicli per gamba.

b. **QUADRICIPITI** - Stai in piedi vicino a un muro, afferra il piede con la mano e tira verso i glutei, poi spingi contro la mano per 5-10 secondi. Rilassa per 2-3 secondi e tira il piede più vicino ai glutei per 15-30 secondi. Ripeti 2-3 cicli per gamba.

c. **PETTORALI** - Stai in un'entrata di una porta, alza le braccia ai lati e piega i gomiti a 90 gradi, appoggiando gli avambracci ai lati della porta. Spingi gli avambracci contro la porta per 5-10 secondi. Rilassa per 2-3 secondi e fai un passo avanti per allungare ulteriormente per 15-30 secondi. Ripeti 2-3 cicli.

d. **DELTOIDI POSTERIORI** - Porta il braccio destro attraverso il petto e usa la mano sinistra per tirarlo verso il petto, mentre il braccio destro resiste per 5-10 secondi. Rilassa per 2-3 secondi e tira ulteriormente per 15-30 secondi. Ripeti 2-3 cicli per braccio.

e. **COLLO** - Siediti con la schiena dritta, inclina la testa verso la spalla destra e usa la mano destra per applicare una leggera pressione, mentre il collo resiste per 5-10 secondi. Rilassa per 2-3 secondi e inclina ulteriormente per 15-30 secondi. Ripeti 2-3 cicli per lato.

CAPITOLO 5

STRETCHING BALISTICO

~

5.1 - LO STRETCHING BALISTICO

Lo Stretching Balistico è una tecnica di flessibilità che utilizza movimenti rapidi e rimbalzanti per estendere i muscoli oltre il loro *range* di movimento normale. Questo tipo di stretching può essere molto efficace per migliorare la flessibilità dinamica, necessaria per molte discipline sportive e artistiche, compresa la danza. Tuttavia, è anche uno dei metodi più controversi a causa del **RISCHIO POTENZIALE DI INFORTUNI** se non eseguito correttamente. In questo capitolo, esploreremo in dettaglio cos'è lo Stretching Balistico, i suoi benefici, i rischi associati e come eseguirlo in modo sicuro. Questo tipo di tecnica imita i movimenti esplosivi che si verificano in molte attività fisiche, rendendolo particolarmente utile per gli atleti e i ballerini.

5.2 - BENEFICI

In questo paragrafo scopriremo i molteplici benefici della tecnica Balistico, che come dicevamo precedentemente imita i movimenti esplosivi degli atleti:

FLESSIBILITÀ DINAMICA - Lo stretching balistico è particolarmente efficace per migliorare la flessibilità dinamica, che è la capacità di muovere i muscoli e le articolazioni attraverso un'ampia gamma di movimenti in modo rapido e controllato. Questo è cruciale per le attività che richiedono movimenti esplosivi e ampi, come la danza, il calcio e il basket.

POTENZA MUSCOLARE - I movimenti rapidi e rimbalzanti dello stretching balistico aiutano a migliorare la potenza muscolare, poiché i muscoli devono lavorare in modo esplosivo per eseguire gli esercizi. Questo può tradursi in prestazioni migliori negli sport e nelle attività fisiche.

PREPARAZIONE PER MOVIMENTI ESPLOSIVI - Lo stretching balistico imita i movimenti esplosivi e dinamici che si verificano durante l'attività fisica, rendendolo un ottimo metodo di riscaldamento per preparare il corpo a tali movimenti. Questo può aiutare a prevenire infortuni durante l'allenamento o la performance.

5.3 - RISCHI E PRECAUZIONI

In questo paragrafo, esamineremo i rischi e le precauzioni dello stretching balistico. Questa tecnica può migliorare la flessibilità dinamica, ma è importante eseguirla correttamente per evitare infortuni. Scoprirai come praticare questa tecnica in modo sicuro ed efficace.

RISCHIO DI INFORTUNI - Lo stretching balistico può aumentare il rischio di infortuni se eseguito in modo scorretto. I movimenti rapidi e rimbalzanti, possono mettere sotto stress eccessivo i muscoli e le articolazioni, portando a strappi muscolari, lesioni ai legamenti o altri danni.

NON ADATTO A TUTTI - Lo stretching balistico non è raccomandato per tutti, specialmente per i principianti o per chi ha problemi muscolari o articolari preesistenti. È importante avere una base solida di flessibilità statica e dinamica prima di incorporare lo stretching balistico nella routine di allenamento.

TECNICA CORRETTA - La tecnica corretta è fondamentale per ridurre il rischio di infortuni. È essenziale eseguire i movimenti in modo controllato e progressivo, evitando rimbalzi troppo violenti o movimenti esagerati.

5.4 - ESECUZIONE CORRETTA

In questa sezione, ti guideremo su come eseguire correttamente lo stretching balistico. Imparerai a utilizzare le tecniche correttamente, migliorando la tua flessibilità dinamica senza rischiare infortuni.

RISCALDAMENTO ADEGUATO - Prima di iniziare lo stretching balistico, è fondamentale riscaldarsi adeguatamente per preparare i muscoli e le articolazioni. Un riscaldamento di 10-15 minuti che includa esercizi di cardio leggeri e Stretching Dinamico può essere efficace.

PROGRESSIONE GRADUALE - Iniziare con movimenti più lenti e meno ampi, aumentando gradualmente la velocità e l'ampiezza dei movimenti man mano che i muscoli si abituano allo stretching balistico. Questo aiuta a ridurre il rischio di infortuni.

FOCALIZZARSI SULLA TECNICA - Assicurarsi di mantenere una buona tecnica durante tutto il movimento. Evitare movimenti scomposti o incontrollati che possono mettere sotto stress eccessivo i muscoli e le articolazioni.

INCORPORARE UN FEEDBACK - Ascoltare il proprio corpo e fermarsi immediatamente se si avverte dolore o disagio. È importante distinguere tra lo sforzo normale di un allungamento e il dolore che indica un potenziale infortunio.

5.5 - ROUTINE DI ESEMPIO

MUSCOLI POSTERIORI DELLA COSCIA - Stai in piedi con i piedi alla larghezza delle spalle. Oscilla una gamba avanti e indietro, aumentando gradualmente la gamma di movimento. Esegui 10-15 oscillazioni per gamba.

QUADRICIPITI - Stai in piedi con una mano appoggiata a un muro per supporto. Afferra il piede con la mano e tira rapidamente verso i glutei, rilasciando leggermente e ripetendo il movimento. Esegui 10-15 rimbalzi per gamba.

POLPACCI - Stai di fronte a un muro con una gamba avanti e l'altra indietro. Spingi il tallone posteriore verso il basso con movimenti rapidi e rimbalzanti. Esegui 10-15 rimbalzi per gamba.

PETTORALI – Sfrutta l'apertura di una porta, alza le braccia ai lati e piega i gomiti a 90 gradi, spingendo rapidamente il petto avanti e indietro. Esegui 10-15 rimbalzi.

DELTOIDI - Stai in piedi, piedi alla larghezza delle spalle. Oscilla le braccia avanti e indietro, aumentando gradualmente la gamma di movimento. Esegui 10-15 oscillazioni per braccio.

CAPITOLO 6

STRETCHING E DANZA

~

6.1 - POTENZIARE IL TUO BALLO

Per i ballerini, lo stretching è una componente essenziale dell'allenamento quotidiano. La flessibilità ottenuta attraverso lo stretching consente di eseguire movimenti più ampi, salti più alti e pose più eleganti, aiuta a mantenere il corpo sano e forte, prevenendo infortuni e migliorando la resistenza. Integrare una routine di stretching nella danza non solo migliora la performance, ma favorisce anche una maggiore connessione con il proprio corpo, migliorando sia le prestazioni fisiche ed artistiche che il benessere mentale. Lo stretching è vitale nel ballo per aumentare la flessibilità, prevenire infortuni e migliorare le prestazioni dei danzatori. Inserire regolarmente lo stretching nelle sessioni di allenamento aiuta i ballerini a eseguire movimenti complessi con più fluidità, controllo e precisione. Prima delle esibizioni e delle prove, lo stretching riscalda i muscoli, riducendo significativamente il rischio di strappi e stiramenti, e prepara il corpo per i movimenti intensi e dinamici tipici della danza.

6.2 - QUALE TECNICA PER LA DANZA

Premettiamo che delle quattro tecniche descritte nei capitoli precedenti, solo le prime due: **Statico** e **Dinamico**, sono indicate per essere eseguite da tutti gli atleti, mentre lo **<u>Stretching PNF</u>** e **<u>Balistico</u>** sono riservati a quei professionisti che già hanno una conoscenza avanzata delle tecniche, una buona base di flessibilità e, in taluni esercizi, la supervisione costante di un Personal Trainer.

PRE-DANZA - Il riscaldamento muscolare attraverso lo **<u>Stretching Dinamico</u>**, che include movimenti attivi e controllati, aumenta la circolazione sanguigna e prepara i muscoli e le articolazioni per l'attività fisica. Questo tipo di stretching è particolarmente utile prima delle sessioni di allenamento o delle performance, poiché attiva i muscoli e migliora la coordinazione neuromuscolare. Esempi di esercizi di Stretching Dinamico comprendono oscillazioni delle gambe, cerchi delle braccia e torsioni del tronco.

POST-DANZA - Lo **Stretching Statico**, eseguito dopo l'allenamento o durante le pause, è essenziale per migliorare la flessibilità a lungo termine e favorire il rilassamento muscolare. Questo tipo di stretching mantiene i muscoli allungati in una posizione per un periodo prolungato, consentendo un allungamento più profondo e mirato. Esempi di esercizi statici includono spaccate, allungamenti del quadricipite e degli ischiocrurali. Questo stretching aiuta a ridurre la tensione muscolare accumulata durante l'allenamento, migliorando la circolazione sanguigna e promuovendo il recupero.

A CAUSA DEL RISCHIO DI INFORTUNI LE SEGUENTI TECNICHE SONO RISERVATE AI BALLERINI PROFESSIONISTI CON CONOSCENZE AVANZATE

Lo **Stretching PNF** è particolarmente indicato per i ballerini che vogliono migliorare la loro gamma di movimento e la loro forza muscolare in modo mirato.

Lo **Stretching Balistico** che, come dicevamo, utilizza movimenti rapidi e rimbalzanti, aumenta la flessibilità dinamica. Esempi di esercizi balistici includono oscillazioni rapide delle gambe e rimbalzi per allungare i muscoli.

6.3 - CONSIGLI

Di seguito alcuni consigli sull'esecuzione dello stretching per i ballerini in base al loro grado di conoscenza ed apprendimento.

PER I BALLERINI PRINCIPIANTI

Imparate gradualmente le Basi e concentrate gli sforzi sullo sviluppo di una buona tecnica di stretching, evitando di forzare i muscoli oltre i loro limiti iniziali. È essenziale integrare lo stretching nella routine quotidiana al fine di migliorare la flessibilità e prevenire infortuni. Iniziate sempre con un riscaldamento leggero per preparare i muscoli all'allungamento e durante gli esercizi, eseguite movimenti lenti e controllati, mantenendo ogni posizione per almeno 20-30 secondi. Ricordatevi di respirare profondamente per aiutare i muscoli a rilassarsi. Concentratevi sui principali gruppi muscolari utilizzati nella danza, come gambe, schiena e spalle. Ascoltate il vostro corpo e non spingetevi oltre il limite del dolore. Utilizzate diverse tecniche, come lo statico e il dinamico, per ottenere migliori risultati e mantenere l'equilibrio muscolare.

PER I BALLERINI INTERMEDI

Per i ballerini di livello intermedio, lo stretching diventa ancora più cruciale per migliorare le prestazioni e mantenere la flessibilità acquisita. È importante iniziare con un riscaldamento completo per preparare adeguatamente i muscoli all'allungamento. Durante lo stretching, assicuratevi di mantenere ogni posizione per almeno 30-60 secondi, concentrandovi su una respirazione profonda e rilassata, per massimizzare l'efficacia dell'esercizio. Dovreste focalizzarvi sui gruppi muscolari specifici utilizzati nelle vostre coreografie, come i flessori dell'anca, i quadricipiti e i muscoli della schiena. Esplorate tecniche di stretching avanzate come il PNF, per ottenere un allungamento più profondo. Ricordatevi sempre di ascoltare il vostro corpo per riconoscere i segnali di affaticamento e adattare le tecniche e l'intensità dello stretching di conseguenza, al fine di prevenire possibili lesioni. Ricordatevi che la varietà nelle tecniche di stretching aiuta a mantenere l'equilibrio muscolare e a migliorare le prestazioni complessive, pertanto vi consiglio di variate la Routine e alternate tra Stretching Dinamico, statico e PNF.

PER I BALLERINI AVANZATI

Per i ballerini professionisti, lo stretching diventa un elemento fondamentale per mantenere e migliorare la flessibilità e la performance. Iniziate ogni sessione con un riscaldamento approfondito, per assicurarvi che i muscoli siano pronti per l'allungamento intenso. Mantenete ogni posizione di stretching per 60 secondi o più, concentrandovi sulla respirazione profonda per facilitare il rilassamento muscolare. È essenziale lavorare sui gruppi muscolari chiave, come i flessori dell'anca, i quadricipiti, i muscoli posteriori della coscia e i muscoli del *core*, incorporando tecniche avanzate che possono aiutarvi a raggiungere un processo di allungamento più efficace e sicuro. La varietà nelle routine di stretching, sono cruciali per mantenere un equilibrio muscolare ottimale e migliorare le vostre capacità di danza. Ricordatevi sempre di ascoltare il vostro corpo per riconoscere i segnali di affaticamento e adattare le tecniche e l'intensità dello stretching di conseguenza per prevenire lesioni.

CAPITOLO 7

ROUTINE PRE-DANZA

~

OBIETTIVO	Preparare i muscoli e le articolazioni all'attività fisica
DURATA	10-15 minuti
ESEMPIO DI ROUTINE	Stretching dinamico delle gambe, rotazioni delle spalle, allungamenti laterali del tronco

7.1 - IL RISCALDAMENTO

Il Riscaldamento prima della Danza è fondamentale per preparare il corpo all'attività fisica intensa e ridurre il rischio di infortuni.

Durante questa fase, i muscoli vengono gradualmente riscaldati, migliorando la circolazione sanguigna e aumentando la flessibilità. Questo processo aiuta a prevenire strappi muscolari e altre lesioni, consentendo ai ballerini di eseguire movimenti complessi con maggiore sicurezza ed efficacia. Inoltre, un buon riscaldamento, migliora la coordinazione e la concentrazione, prepara mentalmente il ballerino, creando un ponte tra la vita quotidiana e il mondo della danza, elementi cruciali per una performance di successo. In sintesi, dedicare tempo al riscaldamento è essenziale per ottimizzare le prestazioni e garantire la salute a lungo termine dei ballerini. Un riscaldamento pre-danza completo dovrebbe includere esercizi che aumentano gradualmente l'intensità, concentrandosi su tutte le principali aree del corpo utilizzate durante il ballo.

7.2 - RISCALDAMENTO CARDIOVASCOLARE

Il Riscaldamento Cardiovascolare prima della Danza è essenziale per preparare il corpo all'attività fisica intensa. Questo tipo di riscaldamento aumenta gradualmente la frequenza cardiaca e migliora la circolazione sanguigna, portando più ossigeno ai muscoli. Esercizi come la corsa leggera, il salto con la corda o il ciclismo possono essere utilizzati per riscaldare il sistema cardiovascolare. Questo processo aiuta a prevenire lesioni muscolari e articolari, migliorando la flessibilità e la prontezza fisica. Inoltre, un efficace riscaldamento cardiovascolare può migliorare l'endurance e la capacità di eseguire movimenti complessi con maggiore energia e precisione durante la danza.Questo può essere fatto con esercizi a bassa intensità come:

- **CAMMINATA VELOCE O JOGGING LEGGERO** - 5-10 minuti per aumentare gradualmente la frequenza cardiaca.

- **SALTELLI SUL POSTO** - Varietà di saltelli per coinvolgere tutto il corpo.

- **SALTO DELLA CORDA** - Un'opzione divertente che migliora anche la coordinazione.

7.3 - MOBILITÀ ARTICOLARE

Il riscaldamento focalizzato sulla mobilità articolare è cruciale prima di una sessione di danza, poiché prepara le articolazioni per i movimenti ampi e complessi. Questo tipo di riscaldamento coinvolge esercizi specifici che aumentano gradualmente l'ampiezza di movimento delle articolazioni, migliorando la flessibilità e riducendo il rischio di infortuni. Attività come circonduzioni delle braccia, rotazioni del bacino e flessioni della caviglia sono esempi efficaci di esercizi per la mobilità articolare. Questi esercizi, non solo preparano il corpo fisicamente, ma aiutano anche a migliorare la coordinazione e la fluidità dei movimenti, consentendo ai ballerini di eseguire le coreografie con maggiore grazia e precisione.Ecco alcuni esercizi:

- **CERCHI CON LE BRACCIA** - Rotazioni ampie delle braccia in avanti e indietro per mobilizzare le spalle.

- **ROTAZIONI DEL BACINO** - Movimento circolare del bacino per sciogliere la parte inferiore della schiena.

- **CERCHI CON LE CAVIGLIE** - Rotazioni delle caviglie per preparare i piedi e prevenire distorsioni.

7.4 - STRETCHING DINAMICO

Il riscaldamento con Stretching Dinamico è fondamentale prima della danza, poiché aiuta a preparare i muscoli e le articolazioni per l'attività fisica intensa. A differenza dello Stretching Statico, lo Stretching Dinamico coinvolge movimenti controllati e continui che migliorano la flessibilità e aumentano la temperatura muscolare. Esercizi come slanci delle gambe, affondi camminati e cerchi con le braccia sono esempi efficaci di Stretching Dinamico. Questo tipo di riscaldamento non solo migliora l'ampiezza di movimento, ma aumenta anche la circolazione sanguigna e prepara il sistema nervoso per i movimenti rapidi e complessi richiesti nella danza. Incorporare lo Stretching Dinamico nella routine di riscaldamento aiuta i ballerini a esibirsi con maggiore agilità, forza e sicurezza.

Alcuni esercizi efficaci includono:

- **AFFONDI CON TORSIONE** - Avanzare in affondo e ruotare il busto verso la gamba anteriore per allungare i muscoli delle gambe e la schiena.

- **SLANCI DELLE GAMBE** - Slanci controllati delle gambe avanti, indietro e lateralmente per allungare i muscoli della parte inferiore del corpo.

- **ROTAZIONI DEL BUSTO** - Ruotare il busto a destra e sinistra per mobilizzare la colonna vertebrale.

7.5 - ATTIVAZIONE MUSCOLARE

Il riscaldamento focalizzato sull'attivazione muscolare è essenziale prima della danza per garantire che i muscoli chiave siano pronti a sostenere l'attività fisica intensa. Questo tipo di riscaldamento include esercizi specifici che attivano e rafforzano i muscoli principali utilizzati nella danza, migliorando la loro capacità di risposta e prevenendo lesioni. Attività come gli squat, i ponti glutei e le alzate laterali delle gambe sono esempi efficaci di esercizi di attivazione muscolare. Questi movimenti non solo riscaldano i muscoli, ma anche migliorano la stabilità articolare e la coordinazione, consentendo ai ballerini di eseguire movimenti complessi con maggiore precisione e controllo. Incorporare esercizi di attivazione muscolare nel riscaldamento prepara il corpo a performare al meglio, migliorando l'efficacia e la sicurezza durante la danza.

Alcuni esercizi di attivazione includono:

- **SQUAT** - Per attivare i muscoli delle gambe e dei glutei.

- **PLANK -** Per rafforzare il *core* e stabilizzare il corpo.

- **CALF RAISES -** Sollevamenti sui polpacci per attivare i muscoli delle gambe.

7.6 - ROUTINE DI ESEMPIO

Prepararsi adeguatamente prima di una sessione di ballo, che sia di Valzer o di Bachata, è fondamentale per prevenire infortuni e migliorare la performance.

Una routine di riscaldamento pre-danza efficace potrebbe iniziare con 5-10 minuti di attività cardiovascolare leggera, come jogging sul posto o salti con la corda, per aumentare la frequenza cardiaca e riscaldare i muscoli. Successivamente, includi esercizi di Stretching Dinamico, come slanci delle gambe avanti e indietro, cerchi con le braccia e affondi camminati, per migliorare la flessibilità e la mobilità articolare. Continua con esercizi di attivazione muscolare come squat, ponti glutei e alzate laterali delle gambe per attivare i principali gruppi muscolari utilizzati nella danza. Completa il riscaldamento con movimenti specifici dello stile di Danza che andrai ad eseguire da li a breve, come passi base o movimenti del bacino e gestualità delle braccia, questo per preparare ulteriormente il corpo ai movimenti che verranno eseguiti durante la lezione o la performance. Questa routine completa garantisce che il corpo sia completamente preparato, riducendo il rischio di infortuni e migliorando le prestazioni complessive.

Ecco una routine di riscaldamento pre-danza con un elenco e una descrizione degli esercizi:

1. **JOGGING SUL POSTO (5 minuti)**: Inizia con una corsa leggera sul posto per aumentare la frequenza cardiaca e riscaldare i muscoli.

2. **SALTI CON LA CORDA (3 minuti)**: Continua a riscaldare il sistema cardiovascolare e migliorare la coordinazione.

3. **SLANCI DELLE GAMBE (2 minuti)**: Esegui slanci delle gambe avanti e indietro, alternando le gambe, per migliorare la flessibilità dei muscoli posteriori della coscia e dei flessori dell'anca.

4. **CERCHI CON LE BRACCIA (2 minuti)**: Fai cerchi ampi con le braccia, prima in avanti e poi indietro, per riscaldare e mobilizzare le spalle.

5. **AFFONDI CAMMINATI (2 minuti)**: Esegui affondi camminati per attivare i quadricipiti, i glutei e migliorare l'equilibrio.

6. **SQUAT (2 minuti)**: Fai squat per attivare i muscoli delle gambe e i glutei, migliorando la stabilità e la forza.

7. **PONTI GLUTEI (2 minuti)**: Sdraiato sulla schiena, solleva i fianchi verso l'alto per

attivare i glutei e i muscoli posteriori della coscia.

8. **ALZATE LATERALI DELLE GAMBE (2 minuti)**: Sdraiato su un fianco, solleva e abbassa la gamba superiore per attivare i muscoli abduttori dell'anca.

9. **PASSI BASE E GESTUALITÀ (5 minuti)**: Completa con movimenti specifici della danza, come plies e tendus, per preparare il corpo ai movimenti che verranno eseguiti durante la lezione o la performance.

Questa routine di riscaldamento completa prepara il corpo in modo ottimale, migliorando la flessibilità, l'attivazione muscolare e riducendo il rischio di infortuni.

CAPITOLO 8

ROUTINE POST-DANZA

~

OBIETTIVO	Rilassare i muscoli e favorire il recupero
DURATA	10-15 minuti
ESEMPIO DI ESERCIZI	Stretching statico dei muscoli posteriori della coscia, allungamento della schiena, estensione delle spalle

8.1 – IL DEFATICAMENTO

Il **Defaticamento Post-Danza** è un aspetto cruciale ma che spesso viene trascurato da molti. Dopo un'intensa sessione di danza, il corpo ha bisogno di una fase di recupero graduale per tornare allo stato di riposo. Il defaticamento aiuta a ridurre la rigidità muscolare, prevenire infortuni, migliorare la flessibilità e promuovere il recupero. Inoltre, offre un momento di riflessione e relax, permettendo ai ballerini di chiudere la loro pratica in modo positivo e salutare. Un defaticamento efficace dovrebbe includere esercizi che aiutano a ridurre gradualmente la frequenza cardiaca, allungare i muscoli utilizzati durante la danza e promuovere il rilassamento generale.

8.2 - RITORNO ALLA CALMA

Il ritorno alla calma durante il defaticamento post-danza è cruciale per consentire al corpo di recuperare gradualmente dopo l'attività fisica intensa. Questa fase aiuta a stabilizzare il battito cardiaco e la respirazione, riportandoli a livelli normali, favorire il rilassamento dei muscoli, prevenendo crampi e rigidità. Inoltre, aiuta a eliminare l'accumulo di acido lattico, riducendo il rischio di dolori muscolari post-esercizio. Possiamo affermare che questa pratica non solo promuove il benessere fisico, ma anche il rilassamento mentale, permettendo ai ballerini di concludere la sessione con una sensazione di equilibrio e tranquillità. In sintesi, il ritorno alla calma è essenziale per un recupero efficace e per mantenere la salute muscolare e mentale a lungo termine.

8.3 - STRETCHING STATICO

Lo Stretching Statico durante il defaticamento post-danza è fondamentale per il recupero muscolare e la prevenzione degli infortuni. Dopo l'attività fisica intensa, i muscoli sono caldi e più elastici, rendendo questo il momento ideale per eseguire allungamenti prolungati e controllati. Lo Stretching Statico aiuta a ridurre la tensione muscolare, prevenendo crampi e rigidità, e favorisce l'eliminazione dell'acido lattico, che può accumularsi durante la danza e causare dolori muscolari. Inoltre, questa pratica migliora la flessibilità e l'ampiezza di movimento, contribuendo a mantenere i muscoli allungati e pronti per le future sessioni di danza. In conclusione, lo Stretching Statico nel defaticamento post-danza è essenziale per un recupero efficace, la prevenzione degli infortuni e il mantenimento della salute muscolare.

8.4 - RILASSAMENTO MUSCOLARE

Il rilassamento muscolare durante il defaticamento post-danza è cruciale per il benessere e il recupero ottimale dei ballerini. Dopo un'attività fisica intensa, è essenziale permettere ai muscoli di rilassarsi gradualmente per prevenire tensioni e rigidità. Questa fase aiuta a ridurre l'accumulo di acido lattico nei muscoli, diminuendo il rischio di dolori e crampi post-allenamento e lo stesso rilassamento muscolare favorisce anche la circolazione sanguigna, accelerando il processo di recupero.

8.5   - IDRATAZIONE E NUTRIZIONE

L'idratazione e l'alimentazione sono elementi fondamentali nel defaticamento post-danza per garantire un recupero efficace e mantenere le prestazioni ottimali. Dopo un'intensa attività fisica, il corpo perde una quantità significativa di liquidi attraverso il sudore, rendendo cruciale il reintegro con acqua o bevande ricche di elettroliti per prevenire la disidratazione e ristabilire l'equilibrio idrico. Parallelamente, un'alimentazione adeguata fornisce i nutrienti necessari per riparare e ricostruire i muscoli affaticati. Consumare cibi ricchi di proteine e carboidrati aiuta a ricostituire le riserve di glicogeno e a sostenere la sintesi proteica, favorendo una pronta ripresa.

8.6 - RIPOSO E RECUPERO

Il riposo e il recupero sono componenti vitali nel defaticamento post-danza, essenziali per la rigenerazione muscolare e la prevenzione degli infortuni. Dopo un'intensa sessione di danza, i muscoli hanno bisogno di tempo per ripararsi e crescere più forti. Il riposo adeguato aiuta a ridurre l'infiammazione e a ripristinare le energie, migliorando la performance futura. Inoltre, periodi di recupero ben pianificati permettono al sistema nervoso di recuperare, riducendo il rischio di sovrallenamento e affaticamento. Ascoltare il proprio corpo e dare priorità al riposo non solo favorisce la salute fisica, ma anche il benessere mentale, contribuendo a mantenere alta la motivazione e la passione per la danza. In sintesi, il riposo e il recupero sono fondamentali per un recupero efficace, la prevenzione degli infortuni e il mantenimento di prestazioni ottimali a lungo termine.

8.7 - ROUTINE DI ESEMPIO

Ecco una routine di defaticamento post-danza con un elenco e una descrizione degli esercizi:

1. **CAMMINATA LEGGERA (5 minuti)**: Inizia con una camminata leggera per ridurre gradualmente la frequenza cardiaca e rilassare i muscoli.

2. **QUADRICIPITI (2 minuti per lato)**: Stai in piedi e afferra una caviglia portandola verso i glutei per allungare i muscoli della parte anteriore della coscia.

3. **MUSCOLI POSTERIORI DELLA COSCIA (2 minuti per lato)**: Da seduto, allunga una gamba in avanti e piegati delicatamente verso il piede, mantenendo la schiena dritta.

4. **POLPACCIO (2 minuti per lato)**: Posiziona un piede contro una parete con il tallone a terra e spingi il corpo in avanti per allungare il polpaccio.

5. **DEI GLUTEI (2 minuti per lato)**: Da seduto, incrocia una gamba sull'altra e tira delicatamente la gamba verso il petto per allungare i glutei.

6. **SCHIENA (3 minuti)**: Sdraiato sulla schiena, porta le ginocchia al petto e abbracciale per allungare la parte bassa della schiena.

7. **SPALLE (2 minuti per lato)**: Porta un braccio attraverso il petto e premi con l'altro braccio per allungare le spalle.

8. **RESPIRAZIONE PROFONDA (5 minuti)**: Concludi con esercizi di respirazione

profonda, inspirando lentamente dal naso ed espirando dalla bocca, per rilassare la mente e il corpo.

Questa routine di defaticamento aiuta a ridurre la tensione muscolare, migliorare la flessibilità e favorire un recupero più rapido dopo l'attività fisica intensa della danza. Altre piccole accortezza che comunque fanno parte della routine sono la giusta Idratazione e Alimentazione e il giusto Riposo.

Qundi ricordiamoci anche di

- <u>Bere abbondante acqua</u>
- <u>Consumare</u> uno spuntino <u>post-allenamento</u> ricco di proteine e carboidrati, come uno yogurt con frutta e noci
- Assicurarsi di <u>dormire almeno 7-9 ore per notte</u>

- <u>Pianificare giorni di riposo</u> attivo o attività leggere come lo stretching o lo yoga

- <u>Pianificare giorni di riposo</u> attivo o attività leggere come lo stretching o lo yoga

CAPITOLO 9

ROUTINE SETTIMANALE DI FLESSIBILITÀ

~

OBIETTIVO	Migliorare la flessibilità a lungo termine
DURATA	20-30 minuti, 3 volte a settimana
ESEMPIO DI ESERCIZI	Stretching PNF per le gambe, allungamenti profondi per il tronco, Stretching Statico per le braccia

9.1 - L'IMPORTANZA DELLA FLESSIBILITÀ

La flessibilità è cruciale per i ballerini, poiché permette una maggiore libertà di movimento e l'esecuzione di coreografie complesse con precisione e grazia. Una routine settimanale di esercizi di flessibilità post-danza offre numerosi benefici, tra cui la prevenzione degli infortuni, riducendo la tensione muscolare e migliorando la circolazione sanguigna. Eseguire regolarmente esercizi di allungamento aiuta a mantenere i muscoli elastici e pronti per le sessioni di danza successive, migliorando la postura e l'ampiezza dei movimenti. Inoltre, dedicare tempo alla flessibilità favorisce un recupero più rapido dopo l'attività fisica intensa, riducendo il rischio di dolori muscolari e rigidità. In sintesi, integrare una routine settimanale di flessibilità post-danza è essenziale per ottimizzare le prestazioni, prevenire lesioni e mantenere il corpo agile e sano.

9.2 - STRUTTURARE UNA ROUTINE

Per strutturare una routine settimanale post-danza efficace, è importante includere esercizi di flessibilità, rilassamento muscolare, idratazione e recupero. Inizia la settimana con Stretching Statico per i principali gruppi muscolari, come quadricipiti, muscoli posteriori della coscia e polpacci, mantenendo ogni allungamento per almeno 30 secondi. A metà settimana, incorpora esercizi di rilassamento muscolare, come massaggi con il foam roller o sessioni di yoga, per alleviare la tensione e migliorare la circolazione. Alla fine della settimana, focalizzati sull'idratazione e sull'alimentazione, assicurandoti di reintegrare i liquidi persi e fornire al corpo nutrienti essenziali per il recupero. Infine, programma giorni di riposo attivo, come passeggiate leggere o attività a bassa intensità, per permettere al corpo di rigenerarsi completamente.

Questa struttura settimanale bilanciata aiuta a mantenere la salute fisica e mentale dei ballerini, ottimizzando il recupero e migliorando le prestazioni complessive.

<u>Principi di Base</u>

1. **Riscaldamento** - Iniziare sempre con un riscaldamento per aumentare la temperatura corporea e preparare i muscoli allo stretching.

2. **Consistenza** - Praticare regolarmente lo stretching è essenziale per vedere miglioramenti. Idealmente, dedicare almeno 10-15 minuti ogni giorno.

3. **Varietà** - Incorporare una varietà di esercizi per assicurarsi di lavorare su tutti i gruppi muscolari.

4. **PROGRESSIONE** - Aumentare gradualmente l'intensità e la durata degli esercizi di stretching.

9.3 - ROUTINE SETTIMANALE DI ESEMPIO

Ecco una Routine Settimanale di esercizi incentati sulla flessibilità, con una descrizione dettagliata:

1. LUNEDÌ

QUADRICIPITI (5 minuti per lato) - Stai in piedi e afferra una caviglia portandola verso i glutei, mantenendo il ginocchio allineato per allungare i quadricipiti.

2. <u>MARTEDÌ</u>

MUSCOLI POSTERIORI DELLA COSCIA (5 minuti per lato) - Seduto con una gamba distesa in avanti, piegati delicatamente verso il piede mantenendo la schiena dritta.

3. <u>MERCOLEDÌ</u>

POLPACCIO (5 minuti per lato) - In piedi di fronte a una parete, posiziona un piede contro il muro con il tallone a terra e spingi il corpo in avanti per allungare il polpaccio.

4. <u>GIOVEDÌ</u>

GLUTEI (5 minuti per lato) - Seduto, incrocia una gamba sull'altra e tira delicatamente la gamba verso il petto per allungare i glutei.

5. <u>VENERDÌ</u>

SCHIENA (10 minuti) - Sdraiato sulla schiena, porta le ginocchia al petto e abbracciale per allungare la parte bassa della schiena.

6. <u>SABATO</u>

SPALLE (5 minuti per lato) - Porta un braccio attraverso il petto e premi con l'altro braccio per allungare le spalle.

7. <u>DOMENICA</u>

STRETCHING TOTAL BODY (15 minuti) - Esegui una combinazione di tutti gli esercizi della settimana, mantenendo ogni posizione per almeno 2 minuti, per un allungamento completo del corpo.

CAPITOLO 10

CENTO ESERCIZI BASE

~

10.1 – VENTICINQUE STATICI

Venticinque esercizi base di Stretching Statico.

STRETCHING DEL TRICIPITE

Descrizione: Alza il braccio sopra la testa e piegalo indietro, come se volessi grattarti la schiena. Usa l'altra mano per spingere delicatamente il gomito verso la testa.

Muscolo coinvolto: Tricipite

Facile - ❶②③④⑤

STRETCHING DEL BICIPITE

Descrizione: Allunga il braccio davanti a te con il palmo verso l'alto e tira delicatamente le dita verso il basso con l'altra mano.

Muscolo coinvolto: Bicipite

Facile - ❶②③④⑤

STRETCHING DEL QUADRICIPITE

Descrizione: Stando in piedi, afferra una caviglia e tirala verso il gluteo, mantenendo le ginocchia vicine.

Muscolo coinvolto: Quadricipite

Moderato - ❶❷❸④⑤

STRETCHING DEL POLPACCIO

Descrizione: Mettiti contro un muro con una gamba avanti piegata e l'altra estesa dietro. Spingi il tallone della gamba posteriore verso il pavimento.

Muscolo coinvolto: Polpaccio (gastrocnemio e soleo)

Moderato - ❶❷❸④⑤

STRETCHING DEL GLUTEO

Descrizione: Seduto a terra, piega una gamba sopra l'altra e abbraccia il ginocchio piegato, tirandolo verso il petto.

Muscolo coinvolto: Gluteo

Moderato - ❶❷❸④⑤

STRETCHING DEL PETTORALE

Descrizione: Appoggia l'avambraccio su un muro con il gomito all'altezza della spalla e ruota il corpo nella direzione opposta.

Muscolo coinvolto: Pettorale

Moderato - ❶❷❸④⑤

STRETCHING DEL DELTOIDE

Descrizione: Porta un braccio attraverso il petto e usa l'altro braccio per tirarlo verso il corpo.

Muscolo coinvolto: Deltoide

Facile - ❶②③④⑤

STRETCHING DEI FLESSORI DELL'ANCA

Descrizione: In ginocchio, fai un passo avanti con una gamba, piegandola a 90 gradi, e spingi i fianchi in avanti.

Muscolo coinvolto: Flessori dell'anca (iliopsoas)

Moderato - ❶❷❸④⑤

STRETCHING DEL COLLO

Descrizione: Inclina la testa di lato cercando di portare l'orecchio verso la spalla e usa la mano per esercitare una leggera pressione.

Muscolo coinvolto: Muscoli del collo (sternocleidomastoideo)

Facile - ❶②③④⑤

STRETCHING DEI BICIPITI FEMORALI

Descrizione: Seduto a terra, estendi una gamba e piega l'altra, portando il piede verso l'interno della coscia. Inclina il busto verso la gamba estesa.

Muscolo coinvolto: Bicipite femorale

Moderato - ❶❷❸④⑤

STRETCHING DELLA SCHIENA

Descrizione: Seduto a terra con le gambe piegate, inclina il busto in avanti e abbraccia le ginocchia.

Muscolo coinvolto: Muscoli della schiena

Facile - ❶②③④⑤

STRETCHING DEL TRICIPITE SURALE

Descrizione: Seduto a terra, estendi una gamba e piega l'altra. Usa una fascia per tirare la punta del piede della gamba estesa verso di te.

Muscolo coinvolto: Tricipite surale

Moderato - ❶❷❸④⑤

STRETCHING DEL DORSALE

Descrizione: Seduto su una sedia, incrocia le mani dietro la testa e spingi i gomiti all'indietro.

Muscolo coinvolto: Gran dorsale

Facile - ❶②③④⑤

STRETCHING DEL TENSORE DELLA FASCIA LATA

Descrizione: In piedi, incrocia una gamba dietro l'altra e inclina il busto lateralmente verso la gamba anteriore.

Muscolo coinvolto: Tensore della fascia lata

Moderato - ❶❷❸④⑤

STRETCHING DEGLI ADDUTTORI

Descrizione: Seduto a terra, unisci i piedi e spingi delicatamente le ginocchia verso il pavimento.

Muscolo coinvolto: Adduttori

Moderato - ❶❷❸④⑤

STRETCHING DEGLI ESTENSORI DELLA SCHIENA

Descrizione: In ginocchio, porta i glutei verso i talloni e allunga le braccia in avanti sul pavimento.

Muscolo coinvolto: Erettori spinali

Facile - ❶②③④⑤

STRETCHING DEL ROMBOIDE

Descrizione: Incrocia le braccia davanti a te e afferra le scapole opposte, tirando le braccia verso il petto.

Muscolo coinvolto: Romboide

Facile - ❶②③④⑤

STRETCHING DEL QUADRICIPITE FEMORALE

Descrizione: In posizione eretta, afferra la caviglia dietro di te e spingi il piede verso il gluteo.

Muscolo coinvolto: Quadricipite

Moderato - ❶❷❸④⑤

STRETCHING DEL PIRIFORME

Descrizione: Sdraiato sulla schiena, piega una gamba e posiziona l'altra caviglia sopra il ginocchio piegato. Tira la gamba verso il petto.

Muscolo coinvolto: Piriforme

Moderato - ❶❷❸④⑤

STRETCHING DEGLI OBLIQUI

Descrizione: Sdraiato sulla schiena, porta le ginocchia piegate su un lato, mantenendo le spalle piatte a terra.

Muscolo coinvolto: Obliqui

Moderato - ❶❷❸④⑤

STRETCHING DEL TRAPEZIO

Descrizione: Inclina la testa di lato e usa la mano per esercitare una leggera pressione verso la spalla opposta.

Muscolo coinvolto: Trapezio

Facile - ❶②③④⑤

STRETCHING DEL SARTORIO

Descrizione: Seduto a terra con le gambe incrociate, spingi delicatamente le ginocchia verso il basso.

Muscolo coinvolto: Sartorio

Moderato - ❶❷❸④⑤

STRETCHING DEI FLESSORI DEL GOMITO

Descrizione: Estendi il braccio davanti a te con il palmo rivolto verso il basso. Usa l'altra mano per tirare delicatamente le dita verso il basso.

Muscolo coinvolto: Flessori del gomito

Facile - ❶②③④⑤

STRETCHING DEL RETTO FEMORALE

Descrizione: In piedi, afferra la caviglia e tira il piede verso i glutei, mantenendo il ginocchio vicino all'altro.

Muscolo coinvolto: Retto femorale

Moderato - ❶❷❸④⑤

STRETCHING DEL FLESSORE RADIALE DEL CARPO

Descrizione: Estendi il braccio davanti a te con il palmo rivolto verso l'alto. Usa l'altra mano per tirare delicatamente le dita verso il basso.

Muscolo coinvolto: Flessore radiale del carpo

Facile - ❶②③④⑤

10.2 – VENTICINQUE DINAMICI

Venticinque esercizi base di Stretching Dinamico.

AFFONDI IN MOVIMENTO

Descrizione: Fai un affondo in avanti con una gamba, poi torna in piedi e ripeti con l'altra gamba. Continua a camminare avanti.

Muscolo coinvolto: Quadricipiti, glutei, flessori dell'anca

Moderato - ❶❷❸④⑤

CALCI FRONTALI

Descrizione: In piedi, solleva una gamba dritta davanti a te fino all'altezza dell'anca. Alterna le gambe e continua a calciare.

Muscolo coinvolto: Bicipiti femorali, glutei, flessori dell'anca

Moderato - ❶❷❸④⑤

SWING LATERALI

Descrizione: Solleva una gamba lateralmente e riportala indietro, poi fai lo stesso con l'altra gamba.

Muscolo coinvolto: Adduttori, abduttori

Moderato - ❶❷❸④⑤

ROTAZIONI DEL BUSTO

Descrizione: Con i piedi divaricati all'altezza delle spalle, ruota il busto a sinistra e a destra.

Muscolo coinvolto: Obliqui, dorsali

Facile - ❶②③④⑤

CERCHI CON LE BRACCIA

Descrizione: Fai dei cerchi con le braccia, prima in avanti e poi indietro.

Muscolo coinvolto: Deltoidi, trapezio

Facile - ❶②③④⑤

MARCIA SUL POSTO CON SOLLEVAMENTO DELLE GINOCCHIA

Descrizione: Marcia sul posto sollevando le ginocchia fino all'altezza dei fianchi.

Muscolo coinvolto: Quadricipiti, flessori dell'anca

Moderato - ❶❷❸④⑤

SLANCI DELLE GAMBE IN AVANTI E INDIETRO

Descrizione: Solleva una gamba dritta davanti a te, poi riportala indietro senza toccare il pavimento. Ripeti con l'altra gamba.

Muscolo coinvolto: Quadricipiti, bicipiti femorali

Moderato - ❶❷❸④⑤

PIEGAMENTI LATERALI

Descrizione: In piedi, piegati lateralmente a sinistra, poi a destra.

Muscolo coinvolto: Obliqui, dorsali

Facile - ❶②③④⑤

SALTI A GAMBE DIVARICATE

Descrizione: Salta sul posto, divaricando e unendo le gambe ad ogni salto.

Muscolo coinvolto: Quadricipiti, polpacci

Moderato - ❶❷❸④⑤

CALCI POSTERIORI

Descrizione: Solleva una gamba dietro di te, poi alterna con l'altra gamba.

Muscolo coinvolto: Glutei, bicipiti femorali

Moderato - ❶❷❸④⑤

SKIP ALTI

Descrizione: Corri sul posto sollevando le ginocchia fino all'altezza dei fianchi.

Muscolo coinvolto: Quadricipiti, flessori dell'anca

Moderato - ❶❷❸④⑤

SKIP BASSI

Descrizione: Corri sul posto sollevando i talloni verso i glutei.

Muscolo coinvolto: Bicipiti femorali, polpacci

Moderato - ❶❷❸④⑤

PIEGAMENTI CON ROTAZIONE DEL BUSTO

Descrizione: Fai un piegamento sulle ginocchia e ruota il busto verso destra, poi torna al centro e ruota verso sinistra.

Muscolo coinvolto: Quadricipiti, obliqui

Moderato - ❶❷❸④⑤

SOLLEVAMENTI DEL TALLONE

Descrizione: Sollevati sulle punte dei piedi e poi torna giù.

Muscolo coinvolto: Polpacci

Facile - ❶②③④⑤

ROTAZIONI DEL COLLO

Descrizione: Fai delle lente rotazioni del collo in senso orario e antiorario.

Muscolo coinvolto: Sternocleidomastoideo, trapezio

Facile - ❶②③④⑤

SWING DELLE BRACCIA

Descrizione: Oscilla le braccia avanti e indietro come un pendolo.

Muscolo coinvolto: Deltoidi, trapezio

Facile - ❶②③④⑤

AFFONDI LATERALI

Descrizione: Fai un affondo laterale con una gamba, poi torna in piedi e ripeti dall'altra parte.

Muscolo coinvolto: Quadricipiti, adduttori, glutei

Moderato - ❶❷❸④⑤

SALTI INCROCIATI

Descrizione: Salta e incrocia una gamba davanti all'altra, alternando ad ogni salto.

Muscolo coinvolto: Quadricipiti, polpacci

Moderato - ❶❷❸④⑤

ROTAZIONI DELL'ANCA

Descrizione: Solleva una gamba piegata e ruota l'anca in senso orario e antiorario.

Muscolo coinvolto: Flessori dell'anca, glutei

Moderato - ❶❷❸④⑤

PIEGAMENTI LATERALI CON SOLLEVAMENTO DEL BRACCIO

Descrizione: Piegati lateralmente a sinistra, sollevando il braccio destro sopra la testa, poi alterna.

Muscolo coinvolto: Obliqui, dorsali

Moderato - ❶❷❸④⑤

SWING DELLE GAMBE LATERALI

Descrizione: Solleva una gamba lateralmente e oscillala avanti e indietro.

Muscolo coinvolto: Adduttori, abduttori

Moderato - ❶❷❸④⑤

ROTAZIONI DELLE SPALLE

Descrizione: Fai delle rotazioni circolari con le spalle, prima in avanti e poi indietro.

Muscolo coinvolto: Deltoidi, trapezio

Facile - ❶②③④⑤

CAMMINATA CON TOCCO DELLE PUNTE

Descrizione: Cammina in avanti toccando alternativamente le punte dei piedi con le mani.

Muscolo coinvolto: Bicipiti femorali, polpacci

Moderato - ❶❷❸④⑤

JUMPING JACKS

Descrizione: Salta sul posto divaricando le gambe e sollevando le braccia sopra la testa.

Muscolo coinvolto: Quadricipiti, polpacci, deltoidi

Moderato - ❶❷❸④⑤

ROTAZIONI DEL POLSO

Descrizione: Estendi le braccia davanti a te e fai delle rotazioni circolari con i polsi.

Muscolo coinvolto: Flessori ed estensori del polso

Facile - ❶②③④⑤

10.3 – VENTICINQUE PNF

Venticinque esercizi base di Stretching PNF.

PNF DEL TRICIPITE

Descrizione: Alza un braccio sopra la testa e piegalo portando la mano dietro la schiena. Con l'altra mano, spingi il gomito verso la testa per 10 secondi, poi rilassa e ripeti.

Muscolo coinvolto: Tricipite

Moderato - ❶❷❸④⑤

PNF DEL BICIPITE

Descrizione: Estendi il braccio davanti a te con il palmo rivolto verso l'alto. Con l'altra mano, tira delicatamente le dita verso il basso per 10 secondi, rilassa e ripeti.

Muscolo coinvolto: Bicipite

Moderato - ❶❷❸④⑤

PNF DEL QUADRICIPITE

Descrizione: In piedi, afferra una caviglia e tira il piede verso i glutei per 10 secondi, poi rilassa e ripeti.

Muscolo coinvolto: Quadricipite

Moderato - ❶❷❸④⑤

PNF DEL POLPACCIO

Descrizione: Appoggiati a una parete con una gamba davanti piegata e l'altra estesa dietro. Spingi il tallone della gamba estesa verso il pavimento per 10 secondi, rilassa e ripeti.

Muscolo coinvolto: Gastrocnemio e soleo

Moderato - ❶❷❸④⑤

PNF del Gluteo

Descrizione: Seduto a terra, piega una gamba e mettila sopra l'altra estesa. Abbraccia il ginocchio piegato e tiralo verso il petto per 10 secondi, rilassa e ripeti.

Muscolo coinvolto: Gluteo

Moderato - ❶❷❸④⑤

PNF del Pettorale

Descrizione: Posiziona l'avambraccio contro una parete, con il gomito all'altezza della spalla. Ruota il corpo in senso opposto rispetto al braccio per allungare il pettorale per 10 secondi, rilassa e ripeti.

Muscolo coinvolto: Pettorale maggiore

Moderato - ❶❷❸④⑤

PNF DEL DELTOIDE

Descrizione: Porta un braccio attraverso il petto e usa l'altro braccio per spingerlo verso il corpo per 10 secondi, rilassa e ripeti.

Muscolo coinvolto: Deltoide

Moderato - ❶❷❸④⑤

PNF DEI FLESSORI DELL'ANCA

Descrizione: In ginocchio, fai un passo avanti con una gamba, piegandola a 90 gradi. Spingi i fianchi in avanti per allungare l'anca della gamba posteriore per 10 secondi, rilassa e ripeti.

Muscolo coinvolto: Iliopsoas

Moderato - ❶❷❸④⑤

PNF DEL COLLO

Descrizione: Inclina la testa di lato cercando di portare l'orecchio verso la spalla. Usa la mano per esercitare una leggera pressione per 10 secondi, rilassa e ripeti.

Muscolo coinvolto: Sternocleidomastoideo

Facile - ❶②③④⑤

PNF DEL BICIPITE FEMORALE

Descrizione: Seduto a terra, estendi una gamba e piega l'altra, portando il piede verso l'interno della coscia. Inclina il busto verso la gamba estesa per 10 secondi, rilassa e ripeti.

Muscolo coinvolto: Bicipite femorale

Moderato - ❶❷❸④⑤

PNF DELLA SCHIENA

Descrizione: Seduto a terra con le gambe piegate, inclina il busto in avanti abbracciando le ginocchia per 10 secondi, rilassa e ripeti.

Muscolo coinvolto: Erettori spinali

Moderato - ❶❷❸④⑤

PNF DEL TRICIPITE SURALE

Descrizione: Seduto a terra, estendi una gamba e piega l'altra, portando il piede vicino all'interno coscia. Usa una fascia per tirare la punta del piede della gamba estesa verso di te per 10 secondi, rilassa e ripeti.

Muscolo coinvolto: Tricipite surale

Moderato - ❶❷❸④⑤

PNF DEL DORSALE

Descrizione: Seduto su una sedia, incrocia le mani dietro la testa e spingi i gomiti all'indietro per 10 secondi, rilassa e ripeti.

Muscolo coinvolto: Gran dorsale

Moderato - ❶❷❸④⑤

PNF DEL TENSORE DELLA FASCIA LATA

Descrizione: In piedi, incrocia una gamba dietro l'altra e inclina il busto lateralmente verso la gamba anteriore per 10 secondi, rilassa e ripeti.

Muscolo coinvolto: Tensore della fascia lata

Moderato - ❶❷❸④⑤

PNF DEGLI ADDUTTORI

Descrizione: Seduto a terra, unisci i piedi e spingi delicatamente le ginocchia verso il pavimento per 10 secondi, rilassa e ripeti.

Muscolo coinvolto: Adduttori

Moderato - ❶❷❸④⑤

PNF DEGLI ESTENSORI DELLA SCHIENA

Descrizione: In ginocchio, porta i glutei verso i talloni e allunga le braccia in avanti sul pavimento per 10 secondi, rilassa e ripeti.

Muscolo coinvolto: Erettori spinali

Moderato - ❶❷❸④⑤

PNF DEL ROMBOIDE

Descrizione: Incrocia le braccia davanti a te e afferra le scapole opposte, tirando le braccia verso il petto per 10 secondi, rilassa e ripeti.

Muscolo coinvolto: Romboide

Moderato - ❶❷❸④⑤

PNF DEL QUADRICIPITE FEMORALE

Descrizione: In posizione eretta, afferra la caviglia dietro di te e spingi il piede verso il gluteo per 10 secondi, rilassa e ripeti.

Muscolo coinvolto: Quadricipite

Moderato - ❶❷❸④⑤

PNF DEL PIRIFORME

Descrizione: Sdraiato sulla schiena, piega una gamba e posiziona l'altra caviglia sopra il ginocchio piegato. Tira la gamba verso il petto per 10 secondi, rilassa e ripeti.

Muscolo coinvolto: Piriforme

Moderato - ❶❷❸④⑤

PNF DELL'OBLIQUO

Descrizione: Sdraiato sulla schiena, porta le ginocchia piegate su un lato, mantenendo le spalle piatte a terra per 10 secondi, rilassa e ripeti.

Muscolo coinvolto: Obliqui

Moderato - ❶❷❸④⑤

PNF DEL TRAPEZIO

Descrizione: Inclina la testa di lato e usa la mano per esercitare una leggera pressione verso la spalla opposta per 10 secondi, rilassa e ripeti.

Muscolo coinvolto: Trapezio

Moderato - ❶❷❸④⑤

PNF DEL SARTORIO

Descrizione: Seduto a terra con le gambe incrociate, spingi delicatamente le ginocchia verso il basso per 10 secondi, rilassa e ripeti.

Muscolo coinvolto: Sartorio

Moderato - ❶❷❸④⑤

PNF DEI FLESSORI DEL GOMITO

Descrizione: Estendi il braccio davanti a te con il palmo rivolto verso il basso. Usa l'altra mano per tirare delicatamente le dita verso il basso per 10 secondi, rilassa e ripeti.

Muscolo coinvolto: Flessori del gomito

Moderato - ❶❷❸④⑤

PNF DEL RETTO FEMORALE

Descrizione: In piedi, afferra la caviglia e tira il piede verso i glutei, mantenendo il ginocchio vicino all'altro per 10 secondi, rilassa e ripeti.

Muscolo coinvolto: Retto femorale

Moderato - ❶❷❸④⑤

PNF DEL FLESSORE RADIALE DEL CARPO

Descrizione: Estendi il braccio davanti a te con il palmo rivolto verso l'alto. Usa l'altra mano per tirare delicatamente le dita verso il basso per 10 secondi, rilassa e ripeti.

Muscolo coinvolto: Flessore radiale del carpo

Moderato - ❶❷❸④⑤

10.4 – VENTICINQUE BALISTICO

Ecco un elenco di 25 esercizi di stretching balistico:

SLANCI DEL BRACCIO IN AVANTI

Descrizione: In piedi, oscillare il braccio avanti e indietro in un movimento fluido.

Muscolo coinvolto: Deltoide anteriore

Facile - ❶②③④⑤

SLANCI DEL BRACCIO LATERALI

Descrizione: In piedi, oscillare il braccio lateralmente verso l'esterno e poi verso il corpo.

Muscolo coinvolto: Deltoide laterale

Facile - ❶②③④⑤

CALCI FRONTALI

Descrizione: In piedi, eseguire calci verso l'alto in modo dinamico, cercando di raggiungere la mano opposta.

Muscolo coinvolto: Quadricipiti e flessori dell'anca

Moderato - ❶❷❸④⑤

CALCI POSTERIORI

Descrizione: In piedi, eseguire calci verso dietro, cercando di portare il tallone verso i glutei.

Muscolo coinvolto: Ischiocrurali

Moderato - ❶❷❸④⑤

OSCILLAZIONI DELLE GAMBE LATERALI

Descrizione: In piedi, oscillare una gamba lateralmente, mantenendo il corpo stabile.

Muscolo coinvolto: Adduttori e abduttori

Moderato - ❶❷❸④⑤

SLANCI DEL TRONCO AVANTI E INDIETRO

Descrizione: In piedi, oscillare il busto avanti e indietro con le braccia allungate.

Muscolo coinvolto: Muscoli della schiena e addominali

Facile - ❶②③④⑤

ROTAZIONI DEL BUSTO

Descrizione: In piedi, ruotare il busto a destra e a sinistra in modo controllato.

Muscolo coinvolto: Obliqui

Facile - ❶②③④⑤

CERCHI CON LE BRACCIA

Descrizione: In piedi, fare cerchi ampi con le braccia, cambiando direzione dopo alcuni giri.

Muscolo coinvolto: Deltoidi e muscoli del torace

Facile - ❶②③④⑤

OSCILLAZIONI LATERALI DEL BUSTO

Descrizione: In piedi, oscillare il busto lateralmente cercando di raggiungere il ginocchio opposto con il gomito.

Muscolo coinvolto: Muscoli laterali del busto

Moderato - ❶❷❸④⑤

SLANCI DELLE GAMBE ALTERNATI

Descrizione: In piedi, eseguire slanci alternati delle gambe cercando di toccare la mano opposta.

Muscolo coinvolto: Quadricipiti e ischiocrurali

Moderato - ❶❷❸④⑤

JUMPING JACKS

Descrizione: In piedi, saltare aprendo e chiudendo gambe e braccia simultaneamente.

Muscolo coinvolto: Muscoli del corpo intero

Facile - ❶②③④⑤

SLANCI DEL PIEDE INDIETRO

Descrizione: In piedi, slanciare il piede indietro cercando di raggiungere la mano opposta.

Muscolo coinvolto: Glutei e muscoli posteriori della coscia

Moderato - ❶❷❸④⑤

AFFONDI BALISTICI

Descrizione: Eseguire affondi alternando le gambe in modo dinamico.

Muscolo coinvolto: Quadricipiti e glutei

Difficile - ❶❷❸❹❺

SLANCI DELLE BRACCIA VERSO IL BASSO

Descrizione: In piedi, oscillare le braccia verso il basso come se si volesse colpire qualcosa al suolo.

Muscolo coinvolto: Tricipiti e muscoli del torace

Facile - ❶②③④⑤

CERCHI CON LE GAMBE

Descrizione: In piedi, fare cerchi ampi con una gamba alla volta.

Muscolo coinvolto: Flessori dell'anca e muscoli delle gambe

Moderato - ❶❷❸④⑤

OSCILLAZIONI DEL BUSTO CON BRACCIA INCROCIATE

Descrizione: In piedi, oscillare il busto avanti e indietro con le braccia incrociate sul petto.

Muscolo coinvolto: Muscoli della schiena e addominali

Facile - ❶②③④⑤

SLANCI DEL PIEDE AVANTI

Descrizione: In piedi, slanciare il piede avanti cercando di toccare la mano opposta.

Muscolo coinvolto: Quadricipiti e polpaccio

Moderato - ❶❷❸④⑤

BALZI LATERALI

Descrizione: Eseguire balzi laterali con entrambe le gambe.

Muscolo coinvolto: Adduttori e abduttori

Difficile - ❶❷❸❹❺

SALTELLI CON ROTAZIONI DEL BUSTO

Descrizione: In piedi, eseguire piccoli salti ruotando il busto da un lato all'altro.

Muscolo coinvolto: Obliqui e muscoli delle gambe

Moderato - ❶❷❸④⑤

SLANCI DELLE GAMBE IN AVANTI ALTERNATI

Descrizione: In piedi, eseguire slanci alternati delle gambe cercando di toccare la mano opposta con il piede.

Muscolo coinvolto: Quadricipiti e ischiocrurali

Moderato - ❶❷❸④⑤

SALTI SUL POSTO CON GINOCCHIA ALTE

Descrizione: In piedi, saltare sul posto portando le ginocchia il più in alto possibile.

Muscolo coinvolto: Quadricipiti e muscoli addominali

Difficile - ❶❷❸❹❺

SLANCI DEL PIEDE INDIETRO ALTERNATI

Descrizione: In piedi, slanciare il piede indietro alternando le gambe.

Muscolo coinvolto: Glutei e muscoli posteriori della coscia

Moderato - ❶❷❸④⑤

OSCILLAZIONI DELLE BRACCIA INCROCIATE

Descrizione: In piedi, oscillare le braccia avanti e indietro incrociandole davanti al petto.

Muscolo coinvolto: Deltoidi e muscoli del torace

Facile - ❶②③④⑤

SALTELLI CON CERCHI DELLE BRACCIA

Descrizione: In piedi, eseguire piccoli salti mentre si fanno cerchi con le braccia.

Muscolo coinvolto: Deltoidi e muscoli delle gambe

Moderato - ❶❷❸④⑤

SLANCI DELLE GAMBE POSTERIORI

Descrizione: In piedi, slanciare la gamba indietro in modo dinamico.

Muscolo coinvolto: Glutei e muscoli posteriori della coscia

Moderato - ❶❷❸④⑤

È importante eseguirli con controllo per evitare infortuni e per massimizzare i benefici per la flessibilità e la mobilità.

CAPITOLO
CONCLUSIVO

~

Concludiamo questo viaggio attraverso il mondo dello stretching nel ballo riflettendo sull'importanza e l'impatto di questa pratica essenziale. Abbiamo esplorato insieme i benefici fisici, mentali ed emotivi dello stretching, le diverse tecniche, le routine specifiche per il Riscaldamento Pre-Danza e per il Defaticamento Post-Danza, introdotta un Routine settimanale per la Flesibilità, i comuni errori da evitare. Ora, è il momento di metterlo in pratica e farlo diventare un pilastro fondamentale della tua preparazione e della performance di ogni ballo. Attraverso il miglioramento della flessibilità, della forza e della coordinazione, lo stretching ti permetterà di eseguire movimenti con maggiore precisione e fluidità. Inoltre, la riduzione del rischio di infortuni e l'accelerazione del recupero muscolare sono vantaggi inestimabili per chi desidera ballare a lungo e in salute.

Ricordati sempre che lo stretching è un viaggio personale: ascolta il principalmente il tuo corpo, rispetta i tuoi limiti e celebra ogni progresso, per quanto piccolo possa sembrare.

Concludo questo libro con l'auspicio che possa portare con te le conoscenze apprese, utilizzandole per arricchire la tua tecnica di danza.

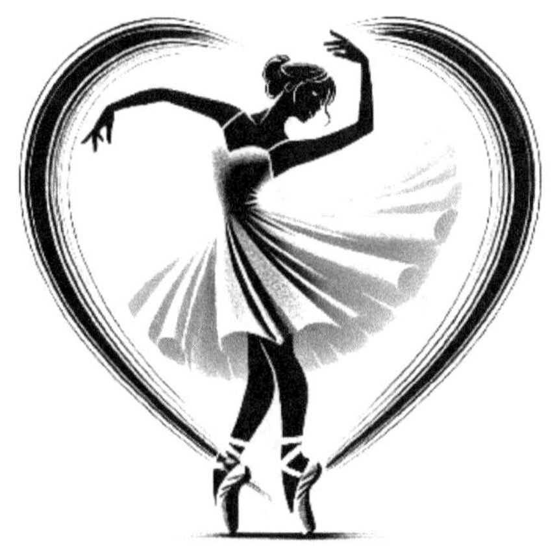

PERMETTI ALLA TUA PASSIONE DI RISPLENDERE IN SICUREZZA ED A TEMPO DI MUSICA!

BUON DIVERTIMENTO!

SANDRO